汉竹编著 • 健康爱家系列

心脑血管病
饮食宜忌

杨长春　杨贵荣／主编

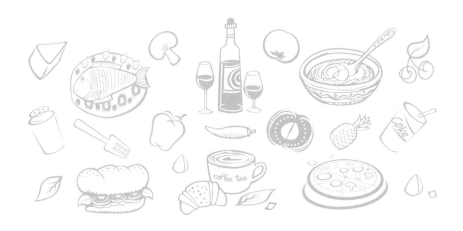

汉竹图书微博
http://weibo.com/hanzhutu

U0363269

江苏凤凰科学技术出版社
全国百佳图书出版单位

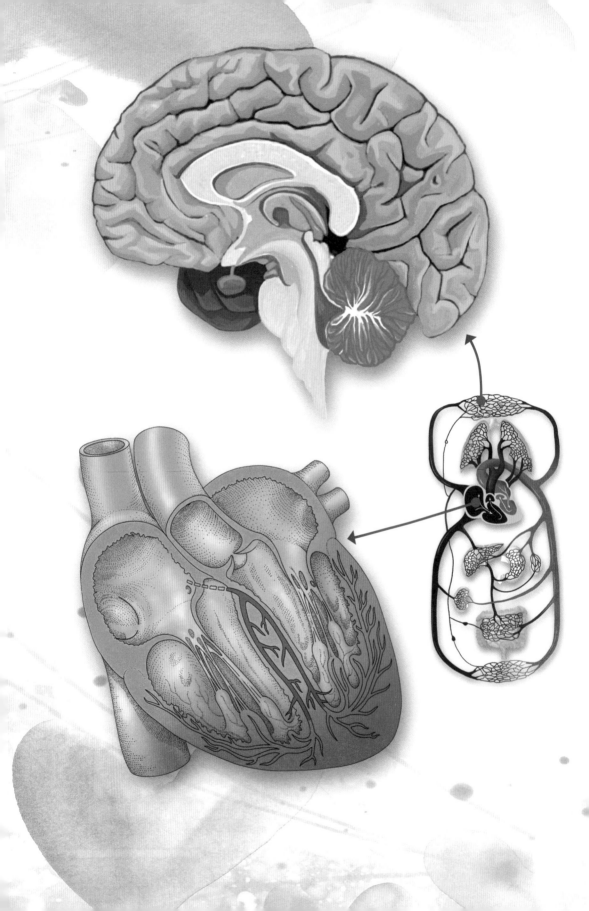

前言 PREFACE

据说吃芹菜能够降血压，那吃黄瓜能不能？

做完心脏移植手术的人为什么不建议吃增强免疫力的食物？

血脂高是指胆固醇高还是甘油三酯高？

得了心脑血管病为什么吃药也不能完全稳定病情？

高血压、高脂血症、动脉硬化、冠心病等众多的心脑血管疾病其实都是由血管壁增厚、血管堵塞引起的，血液循环通畅身体才能得到充足的营养和氧气，新陈代谢才能正常进行，身体才会健康强壮。

其实在日常生活中，我们只要有意识地注意培养良好的生活习惯就能轻松改善血管状况。每天饮食中，尽量多摄取有利于血管健康的食物，避开会给血管增加负担的食物；轻轻按摩身体各处的穴位促进血液循环；饮一杯药茶也能软化血管……

本书中专家将亲自为你解答心脑血管病最容易遇到的问题，怎样用日常生活中常见食材养护血管，14种心脑血管病应该怎么养护，心脏手术术后应该怎样护理，体检报告单应该怎么解读。

学会最简单有效的方法，血管就能重获健康，别让你的血管比你老。

主　编：杨长春　杨贵荣
副主编：高睡睡　许庆友　余伟群
编　委：白　晶　高　敏　郝敬宗　李新甫　李泽楠　李　蓉　沈志奇
　　　　陕海丽　王环宇　王　莉　杨　勇　杨玉凤　张　旭　张耀芬
　　　　张冬梅　张　杰　周　晶　邹德勇　赵海滨　刘　飞

心肺复苏术

随着人口老龄化和城镇化进程的加速，心脑血管病的患病人数快速增长，这种情况不仅给老年人的生活带来严重影响，而且近年来呈现年轻化趋势，许多青壮年罹患该病，给社会带来沉重负担，其已成为威胁国民健康的首位疾病。由于心脑血管疾病起病急，发病突然，人们在了解心脑血管疾病预防知识的同时，掌握一定的急救知识就显得尤为必要。我们最为熟知的急救技术就是心肺复苏术（CPR）。心肺复苏是针对心搏呼吸停止所采取的抢救措施，即以心脏按压的形式暂时替代人工循环，以人工呼吸代替自主呼吸。在黄金抢救时限4分钟内及时进行心肺复苏，直接关系到患者的生命与转归。那么如何判断心跳骤停以及进行心肺复苏呢？

一、快速识别心脏骤停。

如果发现有人突然倒地、对呼唤无反应且没有呼吸或呼吸不正常时，比如抽泣式呼吸，施救者应高度怀疑有心脏骤停发生，迅速上前判断意识状态：用双手轻拍患者双肩，询问相应状况并判断患者有无反应；判断是否有颈动脉搏动：用右手的中指和食指从气管正中环状软骨划向近侧颈动脉搏动处，无搏动说明心跳停止。心脏骤停常常还会出现面色死灰、瞳孔散淡、心音消失和皮肤苍白、发绀等表现。

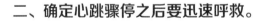

二、确定心跳骤停之后要迅速呼救。

向周围人群求救，让其帮助拨打120急救电话，以尽快得到专业人员的帮助并将患者转运至医院等救护场所。

三、下一步要做的是进行胸外按压。先将患者置于平卧位，揭开衣领、腰带，暴露胸部。

1. 取两乳头连线中点或胸骨中下 1/3 的位置为胸外按压部位。
2. 一手掌根紧贴按压部位，另一手置于其上，两手重叠，十指交叉。
3. 双臂绷直，双肩在患者胸骨上方正中，垂直向下用力按压，按压幅度在 5~6 厘米。按压间期待胸骨完全反弹后再进行下一次胸外按压，但是掌根不能离开胸壁。
4. 按压的频率为每分钟至少 100 次。
5. 按压 30 次后，进行 2 次人工呼吸（即比例 30:2）。

四、人工呼吸的要领：

1. 打开患者口腔，清理口腔分泌物，取出假牙。
2. 开放气道，一手下压患者前额，使头部后仰；另一手中指和食指托起下颌，以仰头举颌法打开气道。
3. 捏紧鼻孔，深吸气后，将患者的口完全包住，缓慢吹气（1 秒以上）。吹气完毕后，头面向胸部，观察胸廓起伏，待胸部下陷后做第二次吹气。每次吹气量 400~600 毫米，每分钟人工呼吸 10~12 次。

五、 2 次人工呼吸后尽快继续行胸外按压。

按照 30:2 比例循环进行。5 个循环后，大约 2 分钟，进行一次病情判断，包括观察患者的意识、大动脉搏动、呼吸情况、面色等。如果患者无好转，继续按上述方法胸外按压—人工呼吸，直至救护车到来，由专业医护人员接替你继续抢救。鉴于心源性猝死的 80% 发生于医院外，而紧急医疗救助的平均反应时间远远大于生命的黄金抢救时间。因此普及心肺复苏技术，依靠距离患者最近的人员进行心肺复苏急救，对提高患者的救治成功率至关重要。

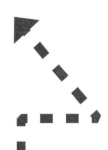

目录 CONTENTS

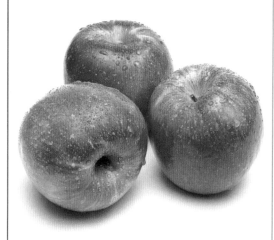
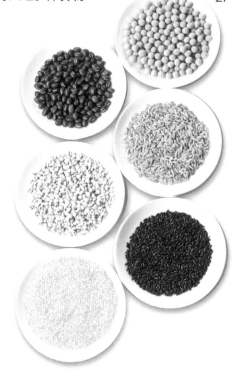

第四章

◎ 14 种心脑血管病对症调理　125

第五章

◎ 心脏术后患者的护理 211

附录

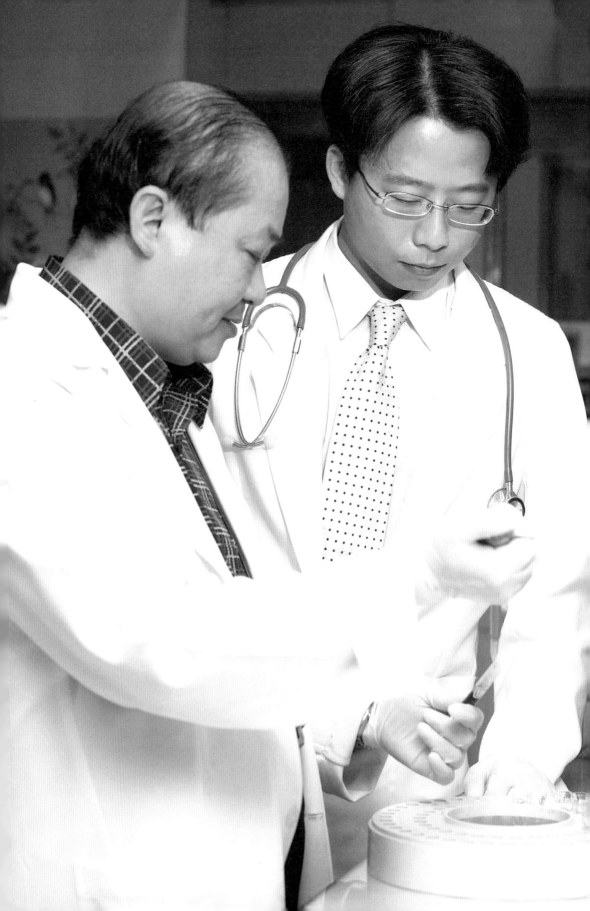

第一章

避开误区，正确养护心脑血管

　　血管遍布全身，连接各脏腑。血管通畅，血流才能把我们赖以生存的养料和氧气送达全身各处，五脏六腑才能得以正常工作，所以正确的养护心脑血管对我们的健康十分重要。但是，养护过程中总会遇到各种误区，需要我们格外注意。

雾霾天气谨防心脏病患者供血不足

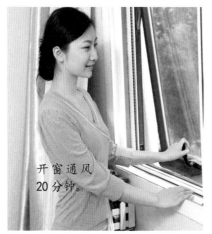

开窗通风20分钟。

雾霾天气不仅会对呼吸道造成伤害，诱发呼吸道疾病，还会使空气中含氧量下降，进而增加心脏的负担，心脏病患者容易出现心脏供血不足的问题。就像在高原地区，许多人稍微一活动就会胸闷气喘，其实也是由于空气中氧含量不足造成的。因此，专家建议心脏病患者雾霾天气谨慎出门，减少外出活动。

可以选择中午阳光较充足、污染物较少的时候短时间开窗换气；外出最好戴上口罩，防止粉尘颗粒进入体内；注意调节情绪；上下班高峰期污染物浓度最高，尽量避免该时间段在马路边跑步或散步；还要吃些清肺润肺的茶或食物等。

别再迷信饭后百步走

"饭后百步走，活到九十九"这句"名言"是说饭后多活动有助于消化。然而从生理学的角度分析，这种说法却存在偏颇之处。我们吃进去的食物，其中的营养成分要经过消化吸收才能被身体所利用。消化吸收并非是由消化系统独立完成的，而是需要很多器官组织的协调一致才能实现，这其中血液循环系统占有重要地位。饭后立即活动，会使骨骼肌血流量增加。骨骼肌的血流量加大，势必会减少胃肠道的血流量，从而影响消化功能。

此外，"饭后百步走"对一个健康人来说，也许并没有多大的不良影响。但对于患有心血管疾病，如心功能不全、血管硬化、严重的冠状动脉狭窄的人而言，心脑血液供应本就不足，此时散步会使一部分血液向下肢肌肉输送，不仅胃肠供血明显减少，影响食物消化吸收，还会进一步加重心脑缺血情况，可能引发心绞痛、脑缺血等心脑血管疾病。

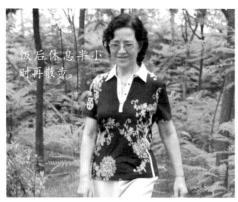

饭后休息半小时再散步。

更为严重的是，老年人的血压一般在饭后有下降的趋势，百步走会增加心脏负荷，容易出现头昏、眼花、乏力、肢体麻木的情况，加重心力衰竭或心肌梗死发病的严重程度。

因此，建议患有冠心病、心功能不全等疾病的人饭后适当休息一会儿再散步。

一定不要饱餐后洗澡

有句谚语说"饭后不洗澡，酒后不洗脑"，字面上的意思就是，吃完饭以后不要马上洗澡，喝完酒以后不能立刻洗头。这是因为在刚吃饱饭的时候，胃部会集中大量血液用于消化食物，这时供应给其他器官的血液就会相对减少。如果这个时候洗澡，周身的皮肤和肌肉血管扩张，血液流量加大，就会造成供给消化器官的血液减少，从而影响消化吸收，容易引起低血糖，甚至出现虚脱、昏倒的情况。

而且，洗头时低头，会造成头部缺血更加严重。另外，浴室通风不畅，洗澡时水蒸气含量较高，而氧气含量较低，在这种环境中人的代谢水平较高，使人体血中含氧量减少。因此，人体极易产生缺氧症状，引起头晕、头疼，容易跌倒。

饱餐后不宜洗澡，饥饿时洗澡同样也不好，因为人在饥饿的情况下，血糖水平最低，无法保证洗澡时所需的热量消耗，所以，饥饿时洗澡容易出现头昏眼花，甚至休克等症状。

洗澡最好在饭后一两个小时进行，可以根据自己的体质选择洗澡时间，比如体质虚的老人可以选择中午阳气最旺的时候洗澡，这样能达到互补的效果，不易生病。

天气转冷、季节交替之际，是心血管疾病高发时期，要特别注意保护头部的温度，洗头后要及时擦干，不要湿着头发就睡觉。

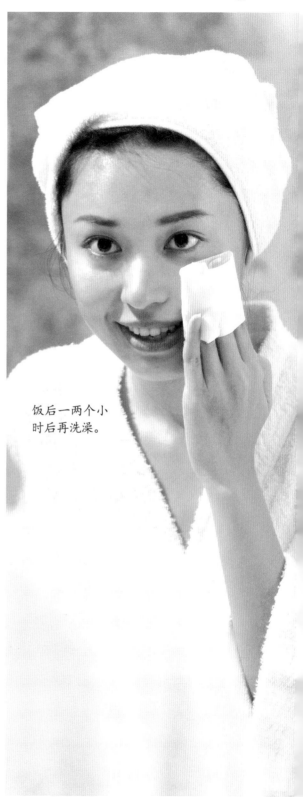

饭后一两个小时后再洗澡。

不爱动的人，运动量要慢慢增加

现代社会生活节奏明显加快，竞争激烈，工作压力大，很多人不得已超负荷运转，熬夜加班成了家常便饭。偶尔有一点放松时间，便想起"生命在于运动"，于是乎跑到健身房狂练一番，或是一口气爬到山顶，以为这样就算是运动了，身体就健康了。

殊不知，这样做的危害可能更大。尤其是平时工作压力大，没有机会运动的人。这些人平时长期工作紧张，身体超负荷运转，疾病已悄然而至，蓄势待发，一旦剧烈运动，超出身体承受能力，发生意外也就不足为奇了。

正确的做法是，每周保持两三次活动，每次持续1小时左右。运动以有氧运动为佳，如快走、慢跑、游泳、骑自行车等。那么运动强度多大算合适呢？

判定运动强度的公式如下：

最大心率	220- 实际年龄
最低心率	（最大心率 – 安静心率）×0.6+ 安静心率
最高心率	（最大心率 – 安静心率）×0.8+ 安静心率

如果运动后测得心率介于最高心率与最低心率之间，那么此次运动强度适当。

例如：一位 60 岁的老年人，他的安静心率是 70 次 / 分钟，那么最大心率就是 220-60=160 次 / 分钟。最低心率为 124 次 / 分钟，最高为 142 次 / 分钟。如果运动后心跳低于 124 次 / 分钟则表示运动强度太低，达不到运动效果；心跳超过 142 次 / 分钟则表示运动强度太高，可能会导致各种意外。

此外，在运动后，有点喘，微微流汗，仍可讲话而不累，就表示此次运动强度适当。若活动后气喘吁吁，大汗淋漓，明显感到疲乏，甚至有头晕目眩等不适症状时，说明运动量过大了。

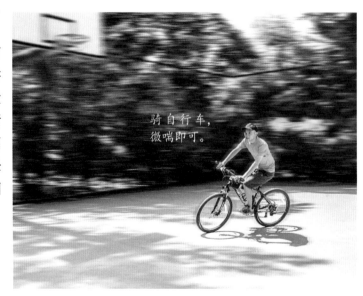

骑自行车，
微喘即可。

热水烫脚，心脏受不了

寒冷的冬天，好多人都会觉得手脚冰凉，腿寒膝冷，喜欢每天用热水烫烫脚。中医认为，"风寒脚下生"，每天泡泡脚，对于缓解腰腿酸痛、失眠焦虑有一定的帮助。尤其是冬天天气寒冷，人体更容易出现气血淤滞、寒性肌肉酸痛、血管末梢循环不良，从而导致手脚冰凉及各种不适。这时用热水泡脚可以达到疏通经络、解表散寒的功效，从而缓解手脚冰凉，帮助扩张毛细血管，促进脑部供血等。

身体健康的人泡脚，泡温泉都没问题。但对于某些特殊人群来说就要注意了，例如心脏病、心功能不全患者，低血压、经常头晕的人，都不宜用太热的水泡脚或长时间泡脚、泡温泉。

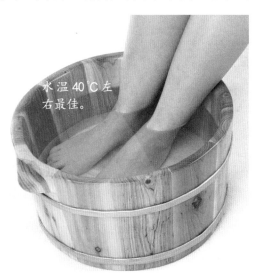
水温40℃左右最佳。

因为过高的水温会使心脑血管病患者的毛细血管扩张，引发心、脑供血不足，这对于血液循环本就不畅的人来说，无异于雪上加霜。

泡脚时温度以40℃左右为宜，防止过热烫伤皮肤，时间也不宜过长，不超过30分钟。泡脚最好用较深、底部面积较大的木质桶或搪瓷盆，能让双脚舒服地平放进去，而且最好让水一直浸泡到小腿。

小心晨练要了命

心脑血管病的发病高峰一般在一天中交感神经活动最强的一段时间，集中在上午6点至中午12点。急性心肌梗死、心律失常、心源性猝死所致的心脏急症多发生在此段时间。因为清晨醒后血浆中的儿茶酚胺、血管紧张素等迅速升高，从而导致血压迅速升高、心率加快、血管收缩等，进而引起心脑血管疾病的猝发。

低气温也是诱发心脑血管疾病发作的主要原因之一，七成以上的心肌梗死患者和五成以上的冠心病患者对气温的变化非常敏感。清晨天气异常寒冷，会刺激交感神经兴奋，使血管收缩加强，造成血压波动，从而诱发心脑血管疾病。而且，气温过低还会造成冠状动脉和脑动脉血管痉挛，导致冠心病和脑卒中。因此，对于患有心脑血管疾病的老人来说，冬季清晨锻炼是相当危险的。为了你的健康，最好把时间调整到一天之中温度适宜的时间。

老年人晨起血压升高是导致疾病发作的重要原因之一。清晨血压升高者，疾病突发率较其他人高3倍。清晨血压的控制，对有效预防心脑血管疾病的猝发相当重要。

养生也要按时吃药

很多冠心病患者，平时犯心绞痛的时候，总是先忍着，尽量不吃药，以为如果经常吃药，以后可能就没效了。其实不然，一方面，心绞痛急救用药最常用的是硝酸甘油，这类药物只有长期吃且每天吃的频率又很高的时候才可能产生耐药性。每天吃 1 次，甚至一天吃上三四次也不会形成耐药性。另一方面，心绞痛发作时会出现冠状动脉痉挛、心肌缺血。及早地给药治疗，可以尽快缓解冠状动脉痉挛，改善心肌供血，减轻心肌缺血的损伤程度，甚至可以减少发生急性心肌梗死的可能性。如果心绞痛发作且含服硝酸甘油，半小时后症状仍没有缓解，要高度警惕是否发生了急性心肌梗死，应及早去医院救治。

高脂血症是一种血脂代谢紊乱疾病，通过服用降脂药物，血脂可以长期控制在正常范围内，但并不等于高脂血症就"治愈"了，一旦停药，血脂会很快再次升高。

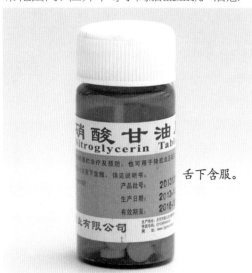

舌下含服。

对于降脂药来说，目前并没有证据证明血脂达标后减量或停药的可行性。长期大规模临床试验得出的令人鼓舞的结果都是建立在固定剂量或逐渐递增剂量的基础之上。还有临床观察显示，达标后减量往往引起血脂反弹，同时，减量也容易动摇患者坚持降脂治疗的信念，不利于长期疗效的维持。因此，只要没有特殊情况，如出现严重或不能耐受的不良反应，就不应减量或停用降脂药。

做支架不等于万事大吉

现代医学飞速发展，支架植入技术的出现为冠心病患者提供了一种有效的治疗方法，很多心绞痛经常发作的患者做完支架手术后症状就消失了，甚至恢复了体力活动。因此，有些人错误地以为，放完支架后就没事了。

其实，支架治疗只是一种物理治疗，通过改善血管局部狭窄，从而减轻心肌缺血而使心绞痛得到缓解，提高了患者的生活质量。但是，由于患者有冠状动脉粥样硬化，其他部位同样也会发生狭窄，冠心病的危险性仍然存在，也就是说冠心病并没有"治愈"。况且，有些患者血管病变较多，支架只放在几个重要的部位，还有的狭窄血管没有放支架（血运重建不完全），或者支架植入后又出现了再狭窄，都会使患者继续出现心绞痛症状。

合理地使用介入技术无可厚非，不过，支架泛滥则是中国医学界非常可悲的现象。和心血管疾病做斗争最重要的手段是改变生活方式，而不是狂做支架，毕竟此病的根源在于后天不良的生活习惯。

事实上，18世纪一些医学专家就描述了冠心病、心绞痛的症状，那个时代没有支架，没有搭桥，也没有硝酸甘油，当时一位英国医生把患者组织起来，到空气新鲜的森林里伐木，每天锯树30分钟，三个月后，绝大多数患者心绞痛消失了。

路在脚下，走向健康，从心做起。能走的走起来，能动的动起来，显然会对高血压、高脂血症等心脑血管疾病起到更大的作用。因此，即使做了支架，也不等于就万事大吉了，同样应注意控制血脂、血压，适当运动，戒烟，改善生活方式等，且应根据病情按医生要求继续服用阿司匹林、氯吡格雷等药物。

紧身衣服不利于血液循环

人类为什么要穿衣服呢？衣服是为了防寒保暖，阻挡外界异物，保护皮肤而制造出来的。随着社会的进步，侧重于保暖功能的衣服，逐渐变成强调装饰的时尚了。而且还出现了各种新的布料，随之也带来了一些副作用。

维持保暖的衣服，可以形容为"披、盖、裹"。可是，不知什么时候开始，衣服开始"勒紧"我们的身体了。具有代表性的是，男人的"领带"和女性的"胸衣"。象征着白领阶层的领带，如果过紧会压迫脖子的颈动脉和淋巴循环，诱发青光眼和脑卒中。

女性穿戴的"胸衣"，会阻碍腋下的淋巴循环，容易引发乳腺癌。淋巴循环对血液循环、免疫系统有很重要的作用。如果阻碍淋巴循环，就会引起一些皮肤疾病。所以，至少在家里不要穿胸衣。

血管和淋巴主要分布在皮肤表层，其中，淋巴结主要分布在脖子、腋下、胯部，这些部位都是被衣服勒紧的地方。因此，这些部位得不到放松，血管被勒紧，就会影响免疫系统。同时还会刺激交感神经，引起过度的紧张。

今后，我们不要再用衣服勒紧身体，尽量穿宽松的衣服吧。如果想要苗条的身材，不要用衣服装扮，应该通过运动和饮食调节身体。

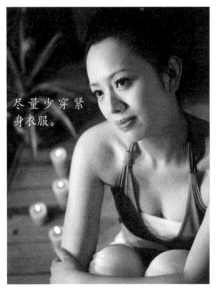

尽量少穿紧身衣服。

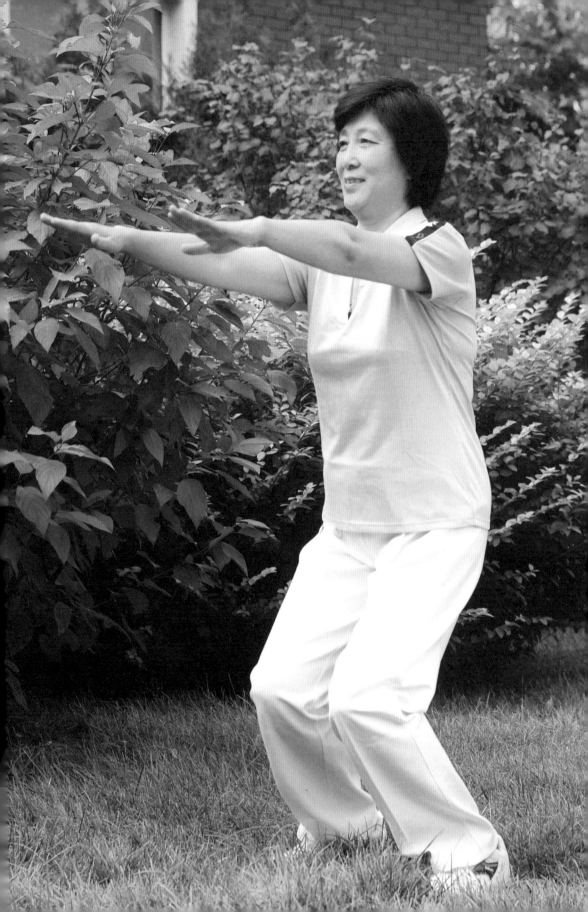

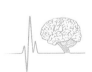

第二章

这些好习惯，让你远离心脑血管病

健康的身体离不开良好的生活习惯。同样的，健康的血管也离不开规律的三餐，充足的睡眠，合适的食材。所以生活好习惯绝对会为你的心脑血管健康加分，一起来看看怎样的生活习惯能让你远离心脑血管疾病吧。

饮食清淡丰富，保证水分充足摄入

不管是什么时候，清淡的饮食对人体健康来说都很有好处。秋冬季节一般室内都会有暖气、空调，温度较高，容易燥热。而盛夏时节暑湿重，易发生湿热症，故四季的饮食都应以清淡质软、易于消化的食物为主，少吃高脂厚味及辛辣之物，尤其要避免暴饮暴食，因为患心脑血管疾病的人暴饮暴食容易诱发心绞痛、心肌梗死等突发性疾病。

高血压、高脂血症等患者应注意每日的盐摄入量控制在 5 克以下，可随季节活动量适当增减。如夏季出汗较多，户外活动多，可适当增加盐的摄入量。冬季时，出汗少，活动量相应减少，应控制盐的摄入。

不渴也要保证每天喝水 1000 毫升以上。

同时提高摄入含钾丰富的食品，多吃些新鲜蔬菜、瓜果及豆类制品。如西瓜味甘、性寒，西瓜汁有"天然白虎汤"之称，能引心包之热从小肠、膀胱下泄，具有清热解毒、消暑生津的功效。

要注意多喝水，及时补充水分，即使感到不渴每天也要饮水在 1000 毫升以上，汗多时还要增加饮水量。尤其是晚上睡觉前和早晨起床后应喝一杯水，如半夜醒来时也可适量喝点水，此举可降低血液黏稠度，预防血栓形成，减少心脑血管疾病突发的可能。

有条件者夏季可多喝如绿豆汤、百合汤、莲子粥、酸梅汤等饮品，既可补充水分，又能清热解暑及增进食欲。如根据民间验方《菊槐绿茶饮》所载，可将菊花、槐花、绿茶各 3 克放入茶杯，沸水冲泡，频频饮之，每日数次，不仅解渴，还能降低血液黏度。

早晨起床要和缓

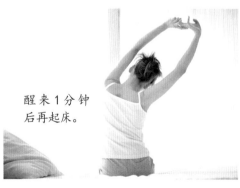

醒来 1 分钟后再起床。

早晨是心脏病的高发时间段。因为在这个时候，患者的心率增快，会导致心脏病突发。研究显示早晨 8 点左右最容易发生心肌梗死或脑卒中，因为这个时候人体的血液黏稠度高，如果活动幅度大或者太用力，容易造成血管破裂或心脑供血不足。尤其是老年人，早晨醒来后起身不要太猛，穿衣下床动作应轻柔。高血压患者由于动脉硬化，出现血管运动障碍，如果体位变动过快，容易出现体位性低血压，易眩晕或晕厥。

维持正常的体重，控制总热量

营养学中的热量是指食物中可提供热能的营养素，经过消化道进入体内代谢释放，成为机体活动所需要的能量。热量的摄入与心脑血管病，尤其是糖尿病的发病紧密相连。通常，热量摄入将会直接影响血糖水平，摄入热量过多，血糖指数会立即升高，而摄入热量降低，血糖指数则会相应下降。

有研究表明，肥胖也是造成"三高"的原因之一。超重或肥胖者，高血压及糖尿病的患病率是正常人的数倍。40 岁以上的糖尿病患者，70%~80% 有病前肥胖史。

体重质量指数（BMI）

BMI= 体重（千克）÷［身高（米）］^{2}

BMI 值	体重情况
数值 <18.5	消瘦
18.5 ≤数值 <24	正常
24 ≤数值 <28	超重
数值≥ 28	肥胖

体重测量

标准体重（千克）= 身高（厘米）－ 105

用自己的实际体重除以标准体重，根据结果可判定自己的体重状况。

结果	判定
数值 <80%	消瘦
80% ≤数值 <90%	偏轻
90% ≤数值≤ 110%	合理
110% ≤数值 <120%	超重
数值≥ 120%	肥胖

成人每日能量供给量

成人每日能量供给量（千焦 / 千克标准体重）				
	卧床	极轻体力	轻体力活动	中体力活动	重体力活动
消瘦	83.6~104.5	125.4	146.3	167.2	167.2~188.1
正常	62.7~83.6	83.6~104.5	125.4	146.3	167.2
肥胖	62.7	62.7~83.6	83.6~104.5	125.4	146.3

好心情是一剂良药

人的情绪与机体的健康有着极其重要的关系。良好的情绪是人的精神与躯体健康的前提。反之，消极和不愉快的情绪会使人的心理失衡，导致精神活动失调，进而对机体健康产生十分不利的影响。

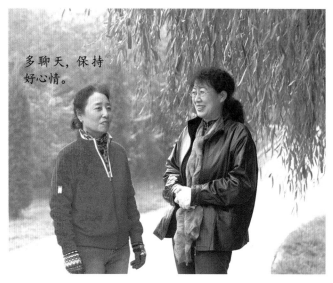

多聊天，保持好心情。

人在烦恼恐惧时，意志会变得薄弱，判断力、理解力都会降低，理智和自制力也容易丧失。烦恼不仅使我们的心灵饱受煎熬，同时还会摧毁我们身体的免疫力。流行病学的研究结果显示，过高的生活压力，会导致高血压、高脂血症、糖尿病等疾病的发病率明显增加。

事实上，忧虑、恐惧、焦灼等不良情绪远比疾病、灾难更加可怕，糟糕的情绪会使人们放弃努力。但是当你放下烦恼，转机就会自然地显露，健康也会向你走来，那些重获健康的人多是心境平和并且满怀希望的人。努力培养良好的情绪是获得健康的重要条件。要想获得平安、快乐的人生，可以从以下几方面入手。

方法	具体方法
培养幽默感	幽默感是有助于一个人适应社会的工具，往往可以使本来紧张的情绪变得比较轻松，使一个窘迫的场面在笑语中化解。学会幽默可以减轻心理上的挫折感，从而取得内心的安宁。幽默还有利于健康，幽默感强的人，体内新陈代谢旺盛，抗病能力强，可以延缓衰老
增强愉快的生活体验	每一个人的生活中包含有各种喜怒哀乐的生活体验，多回忆积极向上、愉快的体验有助于克服不良情绪
使情绪获得适当的表现机会	在情绪不安或焦虑时不妨找好朋友说说，或找心理医生咨询，甚至可以一个人面对墙壁倾诉心中的郁闷，把想说的说出来，心情就会平静许多
行动转移法	用新的工作、新的行动去转移不良情绪的干扰

运动让血管变年轻

对于身体来说，运动同饮食习惯一样重要，都对血管的健康有不可忽视的影响。说到运动，大家可能会想到长年累月的跑步，或者抱怨没有时间去健身房锻炼。但是，运动并不是如此狭隘的。走路也是运动；适当的做家务也是运动；偶尔的爬山、游泳是运动；和朋友们聊天，捧腹大笑也是运动。有人还开玩笑地说："我只是在做呼吸运动。"其实没有比呼吸更重要、更有效的运动了。关键在于如何正确地呼吸，即正确的呼吸方法也会成为一种运动。

如果你还不知道怎么做运动，伸展身体，那就从转动手腕、脚腕开始，广播体操也具有超乎想象的效果。

保暖措施不嫌烦

有心脑血管病、高血压、糖尿病等慢性疾病的患者一旦遭遇低温天气，突发心肌梗死的风险就会加大。就普通人群来说，应该积极做好保暖，在气温特别低的清晨，不要迎风劲走、晨练，避免人体血管受到寒冷的刺激。

对于有高血压、糖尿病、心脑血管病等疾病史的患者来说，更要尽量减少晨练。最好在阳光充足时锻炼，外出活动要注意手部、头部的保暖，不宜从事剧烈运动。饮食上要注意少吃辛辣和油腻食物。还应保持心态平和，避免情绪大起大落。一旦出现持久胸闷、心绞痛、发热、心律失常、休克和心力衰竭，以及头昏脑涨、头痛、面部发麻、流口水等症状时，应立即到正规医院就诊。

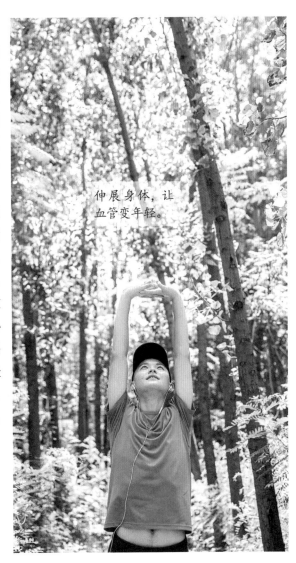

伸展身体，让血管变年轻。

有序进餐助健康

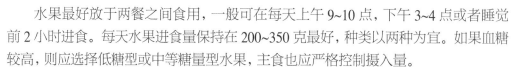

餐前不宜喝酒水饮料。

日常三餐的质和量需要在意,进食的"顺序"也不宜忽视。

最先喝汤。餐前饮少量汤,可唤醒肠胃,润滑食管、肠胃,有利于溶解食物,补充体内水分。需要注意餐前不宜喝大量汤,以免影响正餐摄入量。

先吃蔬菜,再吃肉、鱼、蛋等以蛋白质为主的食物,然后再吃米饭等主食。蔬菜等富含膳食纤维的食物更易产生饱腹感,这样的顺序更易于控制摄入的热量。

水果最好放于两餐之间食用,一般可在每天上午9~10点,下午3~4点或者睡觉前2小时进食。每天水果进食量保持在200~350克最好,种类以两种为宜。如果血糖较高,则应选择低糖型或中等糖量型水果,主食也应严格控制摄入量。

酒水或饮料不宜在餐前饮用,就餐过程中也要控制摄入量。因为酒水中的酒精不经酶分解,即可被胃肠吸收,进入血液,进而影响血糖,而餐间少量饮用,食物中的碳水化合物、蛋白质、脂肪可减缓胃肠对酒精的吸收速度。饮料中含有大量糖分,餐间可少量饮用,注意控制摄入量。

营养素及食物建议摄入量

营养素或食物	摄入量计算法	最佳食物来源	建议食物摄入量(每天)
蛋白质	体重(千克)×(0.8~1.2)	肉类、鱼虾、大豆及大豆制品、奶、蛋	40~75 克瘦肉,40~75克鱼虾,25~35 克大豆及坚果,40~50 克蛋类
碳水化合物	总热量×(0.5~0.65)÷4	米、面等谷物、薯类及杂豆	250~400 克谷类
脂肪	总热量×(0.2~0.3)÷9	肉类、油、坚果	油 25~30 克
维生素、矿物质、植物化学物	不同维生素、矿物质、植物化学物有不同需求量	蔬菜、水果、粗粮、豆类、坚果、瘦肉、鱼虾、蛋、奶等食物	300~500 克蔬菜 200~350 克水果
膳食纤维	12.5~15 克/4186 千焦	蔬菜、水果、粗杂粮、薯类	

每天 25 种食物

每天 25 种食物说的是食物的种类，而不是 25 道菜品。保持食物品种多样，才能使营养均衡。由于食物品种繁多，每种吃一点儿就够了。

每天的 25 种食物中应保持多粗粮、适当肉类的原则。畜肉食物有高蛋白、高脂肪的特点，摄入过多易引发"三高"，多粗粮、适当肉食可避免这种情况出现。

每天 25 种食物要保持少食多餐原则，并不是保证摄入食物的量，而是保证营养的均衡，因此每种吃一点就够。一盘凉拌菜中就可以包含 4 种食物，如在凉拌海带丝中加入胡萝卜丝、青椒丝、蒜等。正餐时吃七分饱即可，不可过饱。如果饿，可在两餐之间，如上午 10 点左右和下午 3 点左右补充一些零食，如半杯酸奶、几粒坚果等。

烹饪方式宜以煮、拌、蒸、焯、焖等减少营养流失的方式为主，以保证食物的营养。炒、炸等方式也可采用，但尽量少用，保持一周使用一两次即可。不过，不管用什么烹饪方法，低盐、低脂、高膳食纤维都是食谱中必须遵守的原则。

食物还应按季节进食。春季适宜吃辛甘发散及绿色的食物，以补充肝气；夏季则宜多吃辛酸咸味及红色、黄色食物，以补心、补脾；秋季则宜多吃酸味及白色的食物，以补肺气；冬季适宜多吃牛肉、羊肉、鸡肉、黑芝麻、核桃、栗子等具有"温补驱寒"作用的食物，蔬菜则宜选用山药、海带、紫菜、木耳、藕、白萝卜、白菜等具有滋阴益肾作用的食物。

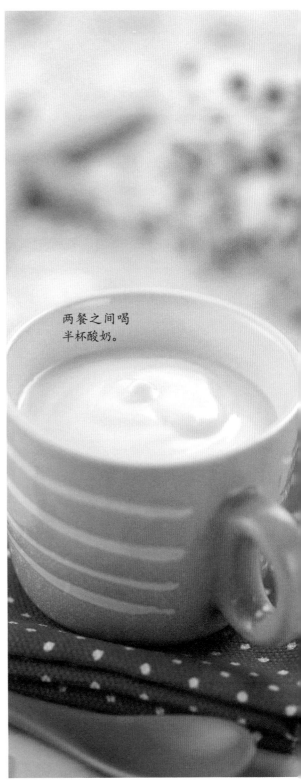

两餐之间喝半杯酸奶。

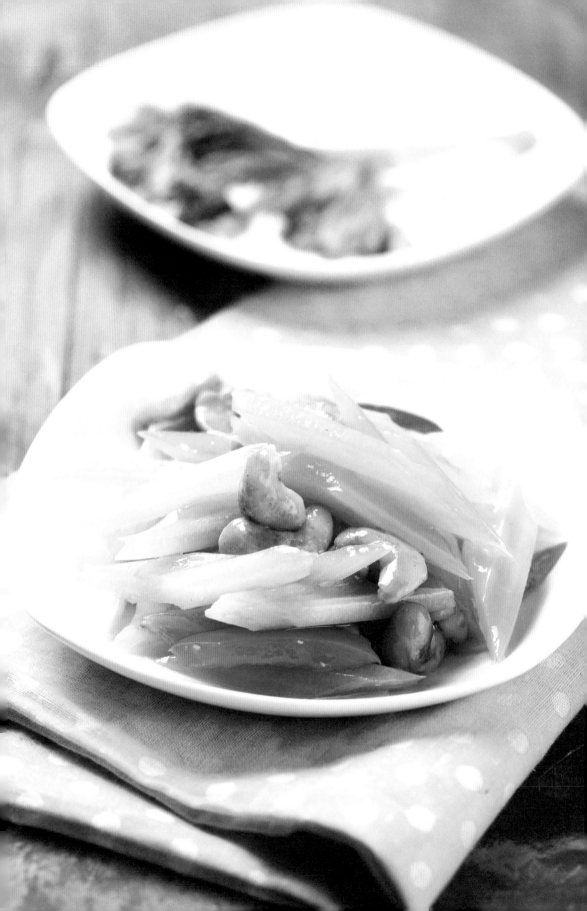

第三章

该吃什么，不该吃什么：常见食材食用宜忌

每次去菜市场，是不是都在摊子前面特别纠结，这个能不能吃？这个呢？那个又怎么样？什么样的食材对我的身体有好处？什么食材会加重病情？食疗缓解心脑血管病，选对食材很重要。这一章，我们来看看常见的食材究竟怎样影响着你的身体。

蔬菜

 宜 芹菜 降血压，清血脂

芹菜所含芹菜素可以对抗肾上腺素的升压作用，舒张血管、降血压，对原发性、妊娠性及更年期高血压均有效；芹菜素还能抑制血管平滑肌增殖，可调血脂、预防动脉粥样硬化。芹菜中的钾，可将体内多余的钠排出体外，以防止钠引起的血压上升。芹菜富含膳食纤维，可阻止胆固醇被肠道吸收，防治高脂血症。多吃芹菜还有利于安定情绪，消除烦躁。

扫二维码看视频

适合这些人群吃

☑ 动脉粥样硬化

☑ 高血压

☑ 高脂血症

☑ 偏头痛

☑ 脑卒中

☑ 心肌梗死

☑ 心律失常

☑ 冠心病

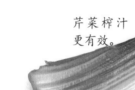

芹菜榨汁更有效。

这些人群限制吃

☑ 低血压

☑ 备孕男性

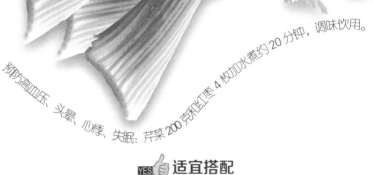

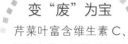
治疗高血压、头晕、心悸、失眠：芹菜200克和红枣4枚加水煮约20分钟，调味饮用。

变"废"为宝

芹菜叶富含维生素C、胡萝卜素、矿物质钾和芹菜素，降压效果好，可凉拌或做汤。

YES 👍 适宜搭配

红薯
降压降脂

核桃
健脑润发明目
通便

牛肉
营养瘦身

番茄
降压降脂健胃消食

苹果
降压瘦身通便

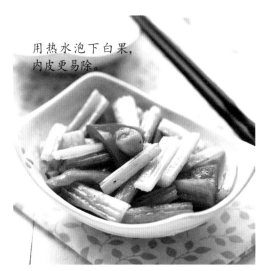

用热水泡下白果，内皮更易除。

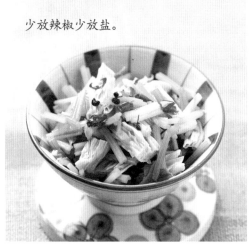

少放辣椒少放盐。

通畅血管、改善大脑功能
白果炒芹菜

▶ 原料 ◀

白果　80克

芹菜　250克

红椒　半个

油、姜末、蒜末、盐、白糖　各适量

▶ 做法 ◀

1.芹菜洗净切成段，红椒切片。

2.白果和芹菜放入开水锅中焯烫2分钟捞出。

　　焯水的时候可以放少量的盐，这样焯出来的菜更艳丽。

3.立即捞入凉水中过凉。

　　焯完菜后在凉水中过凉可以保持芹菜的脆嫩。

4.起油锅，爆蒜末、姜末，放入芹菜与白果，加盐、白糖，快速大火翻炒1分钟。

　　白果有小毒，不宜多吃。

5.最后加入红椒炒匀即可。

控制血压、保护肠道健康
芹菜拌腐竹

▶ 原料 ◀

芹菜　150克

腐竹　100克

干辣椒、花椒　各少量

盐、油　各适量

▶ 做法 ◀

1.芹菜洗净，切丝，焯水，晾凉。

2.腐竹凉水泡发，切丝，焯水，晾凉。将芹菜与腐竹放在同一盘内。

　　腐竹凉水泡发质地更加劲道。

3.起油锅，爆香花椒、干辣椒，一出香辣味即把油倒在芹菜和腐竹上。

　　爆香花椒、干辣椒要用小火，防止煳锅。

4.加盐调味，拌匀即成。

宜 苦瓜 保持血管弹性，降三高

苦瓜富含维生素 C，可预防脂质沉积，降低体内胆固醇含量、保持血管弹性。苦瓜中含有丰富的苦瓜多糖、苦瓜皂苷、苦瓜素、类黄酮等功能成分。苦瓜素是一种三萜类物质，被誉为"脂肪杀手"，能阻止脂肪和糖类的吸收，具有降血糖、降血脂、辅助减肥、抗肿瘤、抗氧化以及提高人体免疫力的功能。

不可过多食用。

适合这些人群吃

☑ 病毒性心肌炎

☑ 高血压

☑ 糖尿病

☑ 高脂血症

☑ 口干烦渴

这些人群限制吃

☑ 低血压

☑ 孕妇

☑ 脾胃虚寒

治高血压：苦瓜 100 克，芹菜 500 克，水煎服。适用于高血压、糖尿病初期。

变"废"为宝

苦瓜成熟时，其子上的薄膜会变成红色，味甜，可以食用。

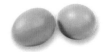

YES 适宜搭配

茄子
缓解心脑血管病

青椒
抗衰老

鸡蛋
保护血管、美白皮肤

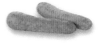

洋葱
提高机体免疫力

胡萝卜
抗氧化

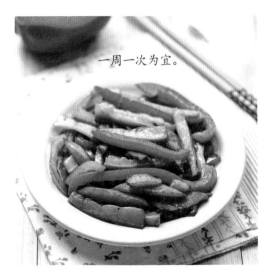

一周一次为宜。

益气壮阳、延缓衰老
苦瓜炒茄子

▶ 原料 ◀

苦瓜、茄子　各200克

青椒、红椒　各1个

油、蒜、生抽、蚝油、盐　各适量

▶ 做法 ◀

1. 原料都洗净切成5厘米的长条。

2. 茄子用盐腌一下。

　○ 这样处理后茄子不容易吸油。

3. 蒜切末，放入热油中爆香。

4. 倒入茄子炒至半透明，倒入苦瓜炒软，再放入青、红椒，加盐翻炒。

5. 炒至茄子、苦瓜熟透，调入生抽、蚝油炒匀即可。

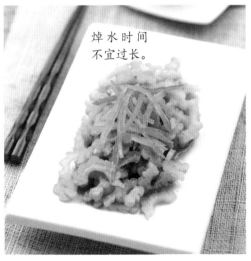

焯水时间
不宜过长。

降低血糖、防癌抗癌
凉拌苦瓜

▶ 原料 ◀

苦瓜　250克

红椒　半个

白醋、盐、白糖、香油　各适量

▶ 做法 ◀

1. 苦瓜对剖，挖去子。

　○ 把紧贴瓜肉内壁的白色瓜瓤清除干净，可有效去除苦味。

2. 苦瓜切成小薄片，红椒切丝。

3. 锅中加水和少许白醋，大火烧开，放入苦瓜焯三四十秒，捞出过凉水后沥干。

　○ 在水中加少许白醋，可有效去苦。

4. 依个人口味加入盐、白糖、香油拌匀即可。

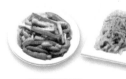

宜 黄瓜 保护血管，清脂消肿

黄瓜热量很低，且含有丙醇二酸，可抑制糖类物质转化为脂肪，对高血压、血脂异常以及肥胖症有预防作用。黄瓜富含钾，可将体内多余的钠排出体外，以防止钠引起的血压上升。黄瓜中含有丰富的水分和水溶性维生素，可预防唇炎和口角炎，美容护肤。黄瓜中的苦味主要来自葫芦素 C，有抗肿瘤、治疗慢性肝炎的作用。

不宜和辣椒、菠菜、番茄同食。

适合这些人群吃

☑ 高血压

☑ 高脂血症

☑ 糖尿病

☑ 冠心病

☑ 热病

☑ 肥胖

☑ 水肿

☑ 癌症

降血压：凉拌黄瓜时放适量蒜末和醋，有降压、降脂功效。

这些人群限制吃

☑ 脾胃虚弱

☑ 腹痛腹泻

☑ 肺寒咳嗽

☑ 腹寒痛经

变"废"为宝
黄瓜蒂部可以切成薄片贴在脸上做天然面膜，补水祛斑。

YES 👍 适宜搭配

木耳
滋补强壮、平衡营养

豆腐
清热利尿、解毒消炎

蒜
降低胆固醇、有助于减肥

紫菜
清热去火、消脂瘦身

NO 👎 食物相克

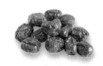

红枣
影响维生素 C 的吸收

木耳泡发后，沸水
煮熟再沥干并手撕
开，更入味。

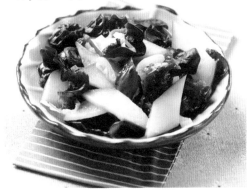

黄瓜用清汤略煮
即可，避免煮烂。

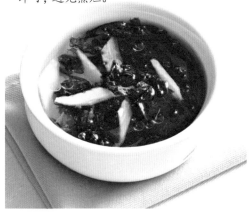

减少血液凝块、预防血栓
木耳炒黄瓜

▶ 原料 ◀

黄瓜　100克

干木耳　5克

油、盐、蒜末　各适量

▶ 做法 ◀

1. 干木耳凉水泡发，洗净，撕成小朵；黄瓜洗净，切片。

　　干木耳凉水泡发口感更好。

2. 锅置火上，倒油烧热，放木耳炒片刻，放入黄瓜片翻炒，调入盐和蒜末。

　　蒜末后放香味更加出众。

3. 炒至木耳熟即可。

减肥瘦身、调理冠心病
紫菜黄瓜汤

▶ 原料 ◀

黄瓜　150克

紫菜　5克

虾米、清汤、盐、酱油、香油　各适量

▶ 做法 ◀

1. 先将黄瓜洗净切成菱形片状，紫菜、虾米洗净。

　　虾米较咸，最好提前用水浸泡一下。

2. 锅内加入清汤，烧沸后，放入黄瓜、虾米、盐、酱油，煮沸后撇浮沫。

3. 下入紫菜略煮，出锅前淋上香油，调匀即成。

　　紫菜不要过早放入，否则易损失鲜味。

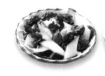

宜 洋葱 降糖降脂、降压降血黏度

洋葱富含挥发油，其主要成分为含硫化合物，可杀菌、降血糖、降血脂、抗血栓、防治动脉粥样硬化和心肌梗死；洋葱中还含有前列腺素A，有降低血黏度、促进钠盐排泄、抑制血栓形成、降低血压的作用，对高血压伴高胆固醇的人十分适用。生吃、炒食都可以。

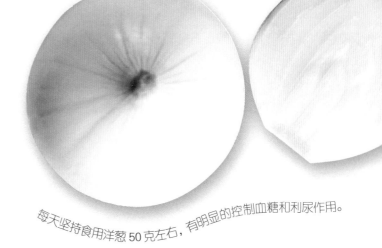

洋葱宜放在低温干燥、通风良好的地方储存。

每天坚持食用洋葱 50 克左右，有明显的控制血糖和利尿作用。

适合这些人群吃

- ☑ 高血压
- ☑ 高脂血症
- ☑ 动脉粥样硬化
- ☑ 糖尿病
- ☑ 急慢性肠炎
- ☑ 痢疾
- ☑ 肾炎、膀胱炎

这些人群限制吃

- ☑ 皮肤瘙痒性疾病
- ☑ 眼疾
- ☑ 胃病

变"废"为宝
紫洋葱外皮煮水后，可以当作染料，制作彩色食品。

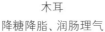 **适宜搭配**

茶叶
抗氧化、减少冠心病的发病率

蒜
降胆固醇、降血压、减少心脏病的发病率

木耳
降糖降脂、润肠理气

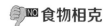**NO 食物相克**

蜂蜜
会引起眼睛不适

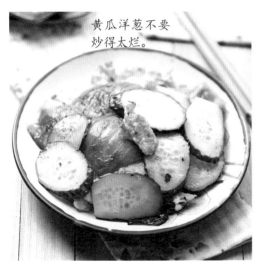

黄瓜洋葱不要
炒得太烂。

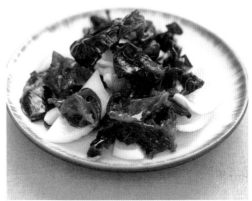

孕妇不能多吃木耳。

降脂降压、防治动脉硬化

洋葱黄瓜炒鸡蛋

▶ 原料 ◀

洋葱、黄瓜　各150克

鸡蛋　3个

油、蒸鱼豉油、盐、葱花、醋、白糖　各适量

▶ 做法 ◀

1. 黄瓜洗净，用刀背刮去表面的刺，然后切片。

　　◎ 只刮刺就可以，多留一点绿皮比较漂亮。

2. 洋葱撕成片。

　　◎ 在流水下撕洋葱可以避免被熏得流眼泪。

3. 鸡蛋磕入碗中，加葱花、醋、水和白糖打成蛋液。

　　◎ 加醋、水和白糖能使鸡蛋更蓬松。

4. 烧热油，倒入蛋液，快速搅散，待鸡蛋定形后盛出。

5. 油锅倒入洋葱，炒3~4分钟后加入黄瓜片和鸡蛋，撒盐翻匀迅速关火。

6. 最后淋一勺蒸鱼豉油，翻炒均匀即可出锅。

刺激食欲、帮助消化

洋葱拌木耳

▶ 原料 ◀

干木耳　5朵

洋葱　半个

醋、盐、生抽、干辣椒、花椒、油　各适量

▶ 做法 ◀

1. 干木耳泡发。

　　◎ 泡发干木耳最好不要超过2个小时，这样可以减少营养素的流失。

2. 将木耳洗净撕成小朵，洋葱切片，干辣椒切段。

　　◎ 如果吃不惯生拌，可入沸水中迅速焯一下。

3. 一大勺醋、适量盐、一小勺生抽兑匀，倒入食材中搅匀。

4. 锅中放油，在火上烧热后把干辣椒和花椒放入油中，烧出椒香味。

5. 把煸香的油趁热均匀淋到食材上即可。

　　◎ 注意火候，不要炸糊了。

宜 菠菜 增强血管弹性、改善血脂状况

菠菜富含多种维生素和矿物质。菠菜中的维生素 C 可增强血管弹性，促进胆固醇排泄。菠菜中的胡萝卜素有助于修复血管内皮，有抗氧化作用；菠菜中的叶酸可降低血液中的同型半胱氨酸水平，预防动脉粥样硬化；菠菜中的钾可将体内多余的钠排出体外，以防止钠引起的血压上升；菠菜所含的膳食纤维可促使肠道内多余脂肪排出体外，降低血脂。

先把菠菜放在开水中煮一下，然后再进食。

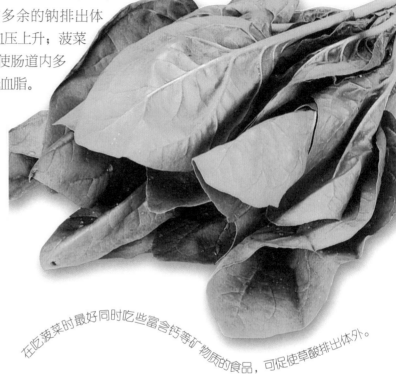

在吃菠菜时最好同时吃些富含钙等矿物质的食品，可促使草酸排出体外。

适合这些人群吃

☑ 高血压

☑ 贫血

☑ 糖尿病

☑ 夜盲症

☑ 皮肤粗糙、过敏、
　松弛

这些人群限制吃

☑ 尿路结石

☑ 肠胃虚寒

☑ 大便溏薄

☑ 肾功能虚弱

☑ 肾炎和肾结石

变"废"为宝

菠菜根属于红色食品一类，含有锰元素，具有很好的食疗作用，最好不要去掉。

YES 👍 适宜搭配

鸡血
有助于补充钙、铁等矿物质

鸡蛋
健脑护眼

蒜
消除疲劳、滋养皮肤

猪肝
补血护眼美肤

NO 👎 食物相克

豆腐
影响人体对钙的吸收

洗菠菜时不要搓洗，冲去泥土即可。

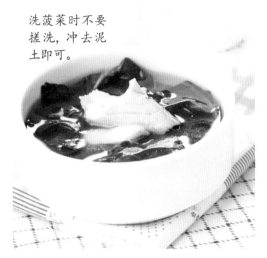

焯菠菜时动作要快。

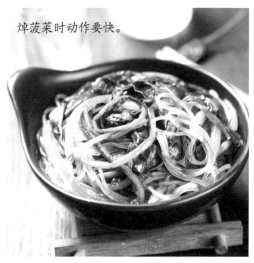

辅助治疗糖尿病、高血压
菠菜鱼片汤

▶ 原料 ◀

鲤鱼	1 条
菠菜	100 克
火腿	25 克

油、葱段、姜片、盐、料酒　各适量

▶ 做法 ◀

1. 将鲤鱼清理干净后切成薄片，用盐、料酒腌渍半小时。

　○ 用料酒腌渍可以去腥。

2. 菠菜洗净切段，火腿切末。

3. 锅中倒油，待油烧至五成热时下入姜片、葱段。

4. 爆香后下鱼片略煎，然后加入水、料酒，用大火煮沸。

　○ 加水时应该加热水，可以有效保持鱼汤风味。

5. 改用小火焖20分钟，投入菠菜段、火腿末，放盐即成。

　○ 火腿有咸味，应注意加盐的量。

通便清热、理气补血
蒜香菠菜粉丝

▶ 原料 ◀

菠菜	200 克
粉丝	50 克

油、蒜末、生抽、香油、盐、熟花生　各适量

▶ 做法 ◀

1. 粉丝泡软，焯熟，捞出沥净水分。

　○ 粉丝煮后应该立即放入凉水中冷却。

2. 菠菜择洗干净，把菠菜焯熟，过凉水，沥干水分。

　○ 菠菜焯水后可以有效去除草酸。

3. 熟花生切碎粒，倒入装有菠菜和粉丝的碗中。

　○ 没有花生也可以用芝麻、核桃碎等代替。

4. 锅中的油烧至六成热，蒜末爆香。

5. 泼入装有粉丝和菠菜的碗中，加入生抽、香油和盐拌匀即可。

油菜 清脂肪、降血脂

油菜中富含钾、铁和钙，可起到降血压的作用，其中铁还可以预防贫血。油菜属于低脂肪蔬菜，且富含膳食纤维，能与肠道内的多余脂肪结合，并随粪便排出，从而减少脂肪的吸收，有降血脂的作用。

挑选油菜以叶短、淡绿色最佳。

适合这些人群吃

- ☑ 口腔溃疡
- ☑ 口角湿白
- ☑ 齿龈出血
- ☑ 牙齿松动
- ☑ 瘀血腹痛
- ☑ 癌症
- ☑ 骨质疏松

这些人群限制吃

- ☑ 孕早期妇女
- ☑ 小儿麻疹后期

小儿丹毒：油菜子研细末，调香油敷患处，或用油菜叶捣汁涂擦。

变"废"为宝

油菜的菜梗洗净晾干可以用来制作酵素。

 YES 适宜搭配

鸡肉
强化肝脏、美化肌肤

香菇
健骨、提高免疫力

虾仁
提供丰富的维生素和钙质、消肿散瘀、清热解毒

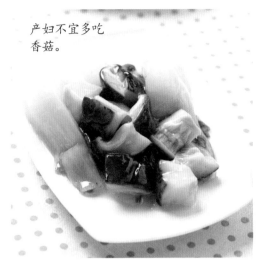

产妇不宜多吃香菇。

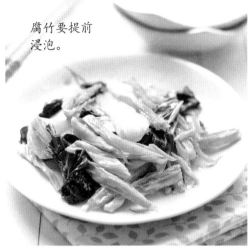

腐竹要提前浸泡。

降低血脂、解毒消肿

香菇油菜

▶ 原料 ◀

油菜　250 克

香菇　6 朵

盐、油　各适量

▶ 做法 ◀

1. 油菜洗净，切成段，梗叶分置。

2. 香菇温开水泡开去蒂，切成小块。

　◎ 也可以使用鲜香菇。

3. 锅置火上，放油烧热，先放油菜梗，至六七成熟。

　◎ 先下菜梗可以保证梗和叶同时熟。

4. 下油菜叶同略翻炒。

5. 放入香菇和浸泡香菇的温开水，烧至菜梗软烂，加入盐调匀即成。

　◎ 泡香菇的水保留香菇的味道，不要丢弃。

预防便秘、促进血液循环

腐竹炒油菜

▶ 原料 ◀

水发腐竹　200 克

油菜　150 克

油、葱花、姜末、白糖、盐　各适量

▶ 做法 ◀

1. 将泡好的腐竹切成菱形；油菜择洗干净，控干水分备用。

　◎ 腐竹切成菱形容易入味。

2. 炒锅内放入少许的油，加葱花、姜末爆香。

　◎ 爆香葱花和姜末时要用小火。

3. 放腐竹翻炒之后放入油菜。

4. 放入一点白糖、盐翻炒出锅即成。

宜 豌豆苗 降血脂、促消化

挑选苗茎长白、叶在苗茎顶段、叶小的豌豆苗。

发芽的豌豆营养价值倍增。豌豆苗中富含维生素 C 和胡萝卜素，每 100 克豌豆苗含 2667 毫克胡萝卜素，有利于修复血管内皮、降脂、抗氧化、提高免疫力。豌豆苗中的钾，可将体内多余的钠排出体外，以防止钠过量引起血压上升。豌豆苗中所含的膳食纤维可促进大肠蠕动，使体内胆固醇和甘油三酯随大便排出体外，从而达到降低血脂的作用。

适合这些人群吃

☑ 便秘

☑ 痈肿

☑ 脾胃不适

☑ 呃逆呕吐

这些人群限制吃

☑ 胃溃疡

☑ 胃炎

☑ 大便便溏

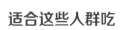
豌豆苗能改善晒黑的肌肤，使肌肤清爽不油腻。

变"废"为宝
自己培养的豌豆苗采集时不要连根拔起，还能再生出新的。

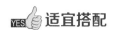**适宜搭配**

猪瘦肉
健脾益气、利尿降压

鸡蛋
护眼明目

豆干
营养均衡、消脂减肥

桃仁
利尿消肿

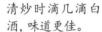
清炒时滴几滴白酒，味道更佳。

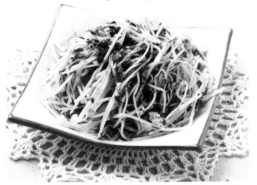

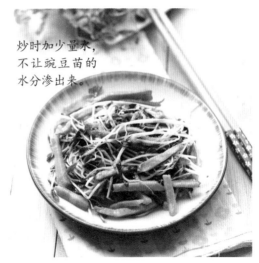
炒时加少量水，不让豌豆苗的水分渗出来。

滋阴补肾、健脾开胃

清炒豌豆苗

▶ 原料 ◀

豌豆苗　300 克

油、葱丝、姜丝、香菜段、盐、料酒　各适量

▶ 做法 ◀

1. 将豌豆苗拣去杂质，洗净，沥干水分。

　　◎ 豌豆苗不宜保存，建议现买现食。

2. 锅内倒少许油，五成热时用葱丝、姜丝炝锅，倒入豌豆苗翻炒。

3. 加料酒、盐、香菜段，炒至豌豆苗断生即可。

　　◎ 炒豌豆苗的时间不宜太长，否则会破坏其清香味。

消肿止痛助消化

火腿炒豌豆苗

▶ 原料 ◀

火腿　50 克

豌豆苗　200 克

油、盐、生抽、葱花、姜末　各适量

▶ 做法 ◀

1. 火腿切成比豌豆苗略粗的细丝。

2. 豌豆苗洗干净。

3. 锅中热油，煸香葱花、姜末。

4. 火腿丝入锅煸一下，放入豌豆苗翻炒均匀。

5. 加入适量生抽、盐提味即可。

　　◎ 生抽、盐后放可以保持豌豆苗青翠的颜色。

西蓝花 清理血管，降糖降压

西蓝花富含的膳食纤维，能有效缓解肠胃对葡萄糖的吸收，进而平稳血糖，控制糖尿病的病情。同时，西蓝花中含有铬，能帮助人体提高胰岛素的敏感性。

西蓝花中含有的维生素 C、叶黄素和槲皮素是保护心血管的大将，能阻止低密度脂蛋白胆固醇氧化后粘在血管壁上，从而减少动脉粥样硬化的发生。槲皮素还能抑制血小板的凝集，使血管顺畅，降低脑卒中的发生率。西蓝花富含钙、钾，有利于舒张血管，帮助降压。

孕妇吃有稳定血压、缓解焦虑的作用。

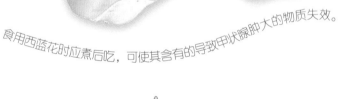

食用西蓝花时应煮后吃，可使其含有的导致甲状腺肿大的物质失效。

适合这些人群吃

☑ 身体虚弱

☑ 消化功能弱

☑ 癌症

☑ 高脂血症

☑ 高血压

☑ 糖尿病

这些人群限制吃

☑ 皮肤病患者

☑ 甲状腺肿大患者

变"废"为宝
西蓝花长长的梗可以削去外皮，切片炒食。

YES 适宜搭配

番茄
可预防前列腺癌

猪肉
可提高人体免疫力

香菇
有良好的降血脂功效，适合糖尿病合并血脂异常者食用

胡萝卜
提高免疫力

盐水浸泡清
洗更干净。

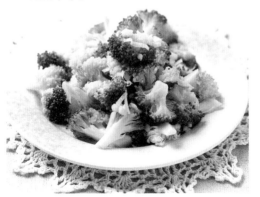

西蓝花不容易
烂，需要提前
焯水。

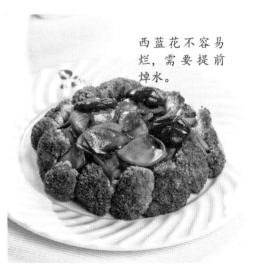

温中消毒、暖脾胃
蒜蓉西蓝花

▶原料◀

西蓝花　300克

蒜　2头

葱花、盐、油　各适量

▶做法◀

1.将西蓝花洗净，切块，略焯一下。

　◎ 西蓝花焯一下可以保持翠绿的颜色。

2.蒜分别切成蒜片和蒜蓉。

3.置锅火上，倒油，烧热后将葱花和蒜片
爆香。

4.倒入西蓝花翻炒片刻。

　◎ 不宜翻炒时间过长。

5.出锅前加蒜蓉和盐即成。

　◎ 出锅前加蒜蓉可使蒜香浓郁。

滋补元气、降压降脂
西蓝烧双菇

▶原料◀

西蓝花　300克

口蘑、香菇　各4朵

胡萝卜　1根

盐、蚝油、淀粉、鸡汤　各适量

▶做法◀

1.西蓝花切成小朵，口蘑切片，香菇切十字
刀花；胡萝卜切丁，待用。

　◎ 口蘑切片时可以厚一点。

2.锅内放适量蚝油和鸡汤，下入全部原料。

3.小火煨5分钟，用盐调味后，再用淀粉勾
薄芡，即成。

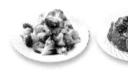

宜 胡萝卜 降脂、控糖、软化血管

胡萝卜中含有丰富的槲皮素、山柰酚、琥珀酸钾等成分。琥珀酸钾有助于防止血管硬化、降低胆固醇。槲皮素、山柰酚能增加冠状动脉血流量，降低血脂，促进肾上腺素的合成分泌，还有降压强心作用，是高血压、冠心病患者的食疗佳品。胡萝卜含有极其丰富的钙果胶酸酯，可促进胆固醇排泄，从而起到降低胆固醇、预防冠心病的作用。胡萝卜还富含膳食纤维，它有利于延缓肠道葡萄糖的吸收。整根烹饪比切开后烹饪的胡萝卜多含 25% 的镰叶芹醇，更有助于防癌。

不宜生吃。

适合这些人群吃

☑ 高血压

☑ 冠心病

☑ 动脉粥样硬化

☑ 高脂血症

☑ 风湿性心脏病

☑ 脑卒中

☑ 胆结石

这些人群限制吃

☑ 限制糖分者

☑ 黄疸

降压降糖：胡萝卜打汁，早晚各饮 1 杯。

变"废"为宝
胡萝卜的叶缨可以和胡萝卜一起打成汁饮用。

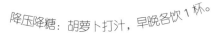

YES 👍 适宜搭配

NO 👎 食物相克

菠菜
保持血管通畅

小米
保健眼睛、滋养皮肤

醋
破坏胡萝卜素

大豆
有利于骨骼发育

苦瓜
降压强心

香菇
提升免疫力

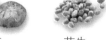
花生
益气健脾、促进胡萝卜素吸收

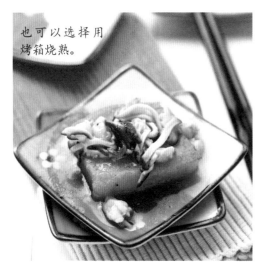

也可以选择用烤箱烧熟。

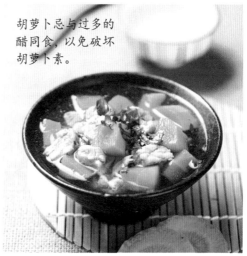

胡萝卜忌与过多的醋同食，以免破坏胡萝卜素。

健脾消食、补肝明目

胡萝卜糕

▶ 原料 ◀

胡萝卜	500 克
鲜香菇	3 朵
鲜虾仁	少许
盐、胡椒粉、淀粉、鸡汤、油	各适量

▶ 做法 ◀

1. 胡萝卜洗净去皮，用搅拌机加水打成糊。

2. 香菇洗净切丝，虾仁切丁备用，虾仁丁、香菇丝分别用沸水煮熟。

3. 胡萝卜糊加淀粉拌匀，冷却备用，将胡萝卜糊切成方形。

　◎ 胡萝卜糊可以放入冰箱中冷却定型。

4. 平底锅中放少量油，将定型的胡萝卜糕煎至金黄色，捞出摆入盘中，撒上香菇丝、虾仁丁。

5. 锅内放入少量盐、胡椒粉、鸡汤等，加少许淀粉勾芡，浇在胡萝卜糕上即成。

　◎ 鸡汤的量一定不要过多，否则不容易变黏稠。

补虚活血、抗氧防皱

牛肉胡萝卜汤

▶ 原料 ◀

牛肉	200 克
胡萝卜	2 根
料酒、大料、姜片、盐、花椒	各适量

▶ 做法 ◀

1. 牛肉洗净，切片，用沸水略煮，撇去浮沫。

　◎ 牛肉切片要顺着纹理切。

2. 加入花椒、大料、姜片、料酒，小火煨至七成熟。

　◎ 煮牛肉时不要加盐,也不要中途加冷水。

3. 将胡萝卜切片，放入锅中，加盐适量。

4. 待胡萝卜煮熟即成。

宜 番茄 降血脂、抗氧化

番茄中的番茄红素可有效降低血清总胆固醇和低密度脂蛋白胆固醇，并能有效降低收缩压，对抗心肌缺血、防御冠心病。番茄中的维生素C、叶酸、果酸及膳食纤维，可抵抗自由基、降低胆固醇，预防动脉粥样硬化及冠心病。番茄含有大量钾、钙等碱性矿物质，能促进钠盐排出，有降压、利尿、消肿作用。番茄籽周围黄色汁液具有对抗血小板凝聚功效，可防治脑血栓。

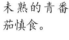
未熟的青番茄慎食。

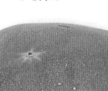

适合这些人群吃

☑ 心悸

☑ 脑卒中

☑ 心力衰竭

☑ 风湿性心脏病

☑ 高脂血症

☑ 动脉粥样硬化

☑ 胃热口渴

☑ 前列腺癌

这些人群限制吃

☑ 低血压

☑ 偏头痛

☑ 急性肠炎

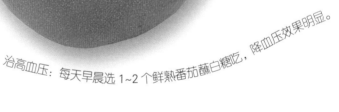
治高血压：每天早晨选 1~2 个鲜熟番茄蘸白糖吃，降血压效果明显。

变"废"为宝
番茄皮富含膳食纤维，食用后有助于维护肠道健康。

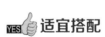 适宜搭配　　 食物相克

菜花
降压降脂

芹菜
降压健胃消食

猪肝
破坏维生素 C

苹果
增强体力、
预防贫血

土豆
预防胃溃疡

西瓜
清热消渴

虾
可能导致中毒

西米不可久煮，以免影响口感。

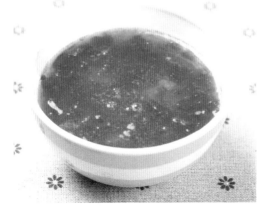

番茄焖出红汤后再加水，使番茄的味道更浓。

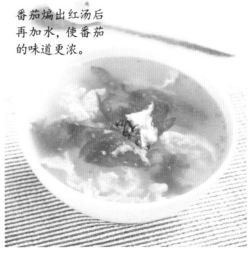

降脂、增加心脏血液流量
番茄西米粥

▶原料◀

西米	100 克
水	1500 毫升
番茄	250 克
蜂蜜	少许

▶做法◀

1. 西米洗净，用水浸泡 20 分钟，泡好备用。

2. 番茄去蒂，洗净，用刀切成块备用。

3. 锅中放入 1500 毫升水，用大火煮沸，加入西米、番茄，煮沸后改用小火煮 20 分钟。

◎ 煮制过程中需要不断地搅拌，以防粘锅。

4. 把粥盛入碗中，放凉后加少许蜂蜜调味即成。

◎ 放凉后再加蜂蜜才能保持其营养。

防治动脉硬化和冠心病
番茄鸡蛋汤

▶原料◀

番茄	200 克
鸡蛋	1 个
油、盐、葱花	各少许

▶做法◀

1. 番茄洗净，切成小块；鸡蛋打散。

2. 锅置火上，倒油烧热，下番茄炒至熟烂，加水。

◎ 也可以加少量水直接将番茄煮烂。

3. 水开后，慢慢倒入蛋液，调入盐，放上葱花搅匀即可。

◎ 蛋液中加少许水可以使蛋花更散更漂亮。

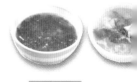

宜 白萝卜 降血压、促消化

白萝卜中含有的维生素 C 可以防止体内有害物质侵害动脉血管细胞,并有助于降低血压。白萝卜中含有淀粉酶等多种酶类,有利于促进新陈代谢和分解致癌物。白萝卜中所含的芥子油可促进胃肠蠕动,有助于胆固醇和脂肪随体内的废物排出。白萝卜中含有的核黄素和钙、铁、磷可预防动脉粥样硬化。

色泽嫩白、有分量、须直的白萝卜新鲜甜嫩。

适合这些人群吃

☑ 高血压

☑ 糖尿病

☑ 高脂血症

☑ 上火

☑ 大便秘结

☑ 小便不畅

这些人群限制吃

☑ 脾虚泄泻

☑ 胃溃疡

☑ 十二指肠溃疡

☑ 慢性胃炎

☑ 子宫脱垂

降气化痰平喘:白萝卜切成片或丝,加白糖凉拌或热炒。

变"废"为宝

白萝卜靠近叶缨的地方可以多切一块,放在盛水的盘子中可以当做盆栽。

YES 👍 适宜搭配

豆腐
健脾养胃、消食除胀

牛肉
健脾消食

甘蔗
消食解酒

藕
缓解肺热

NO 👎 食物相克

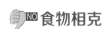

人参
导致腹胀

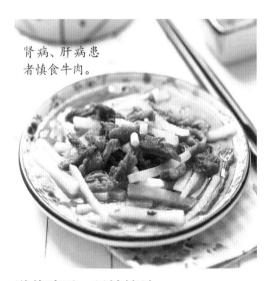

肾病、肝病患者慎食牛肉。

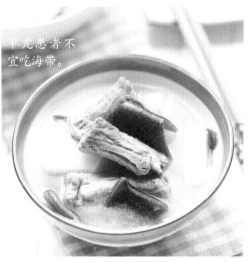

甲亢患者不宜吃海带。

滋养脾胃、强健筋骨
白萝卜炒牛肉丝

▶ 原料 ◀

牛肉　100克

白萝卜　200克

油、白胡椒粉、生抽、淀粉、蚝油、盐　各少许

▶ 做法 ◀

1. 牛肉、白萝卜切丝。

　　◎ 牛肉要顺着纹理切。

2. 牛肉丝加入淀粉、生抽、蚝油抓匀。

3. 锅里放油，下白萝卜丝翻炒，加入白胡椒粉和盐，待白萝卜丝炒软后盛起。

　　◎ 尽量大火快炒，盐要后放，防止出水过多。

4. 炒锅中放油，牛肉丝大火划散，加入开水翻炒均匀，盛起浇于白萝卜丝上。

增强食欲、补充体力
海带萝卜排骨汤

▶ 原料 ◀

排骨　400克

白萝卜、海带　各100克

盐　少许

▶ 做法 ◀

1. 排骨洗净，放入沸水中余一下去除血水。

2. 海带、白萝卜洗净，切块备用。

3. 排骨、海带块放入砂锅中，加温水大火煮开后转小火炖熟。

　　◎ 排骨加温水可以使肉质软烂。

4. 加入白萝卜块，煮至熟烂即可，加盐调味。

　　◎ 白萝卜不宜久煮。

宜 茄子 降血脂、防便秘

茄子富含维生素 P，可保持血管壁弹性和生理功能，保护血管，增强毛细血管弹性，防止微血管破裂出血，使心血管保持正常功能。茄子富含可溶性膳食纤维，可以阻碍胆固醇的吸收，润滑肠道，改善便秘。

茄子中维生素 C 和皂苷可降低血液中胆固醇，控制血脂水平。

选择黑紫色、软硬适中、没有裂痕的茄子。

适合这些人群吃

- ☑ 高血压
- ☑ 动脉粥样硬化
- ☑ 风湿性心脏病
- ☑ 冠心病
- ☑ 高脂血症
- ☑ 口舌生疮
- ☑ 便秘

这些人群限制吃

- ☑ 低血压
- ☑ 哮喘
- ☑ 手术前
- ☑ 胃寒

降压降脂：紫色长茄子切成段，用麻酱、酱油等调料调拌，晚餐时服用。

变"废"为宝
茄子皮里面含有丰富的 B 族维生素、维生素 C 和维生素 P。

YES 适宜搭配

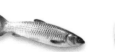

草鱼
暖胃平肝

辣椒
抗压美白

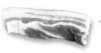

猪肉
补血、稳定血压

苦瓜
缓解心脑血管病

NO 食物相克

螃蟹
伤胃

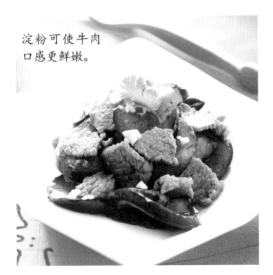

淀粉可使牛肉
口感更鲜嫩。

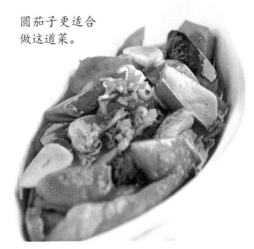

圆茄子更适合
做这道菜。

增强免疫力、强健身体
茄子炒牛肉

▶ 原料 ◀

茄子　200克

牛瘦肉　120克

葱、姜、蒜末、香菜、盐、油、淀粉　各适量

▶ 做法 ◀

1.茄子洗净切片；姜、葱洗净，切丝。

2.牛肉洗净，切片，取盐、淀粉少许，与牛肉片混匀。

　◎ 牛肉片加淀粉抓匀可以保持鲜嫩。

3.起油锅，放入葱丝、姜丝，下牛肉片，炒至七分熟铲起。

4.随后放下茄子片，炒至断生，倒入牛肉片炒至茄子片和牛肉片熟透，加入盐调味，撒上蒜末和香菜即可。

防止出血、延缓衰老
番茄烧茄子

▶ 原料 ◀

茄子　300克

番茄　200克

油、青椒、葱花、姜丝、盐、生抽、白糖、蚝油　各适量

▶ 做法 ◀

1.茄子洗净切块，沥干；番茄去皮切块；青椒洗净切块。

2.将茄子块过油并用吸油纸将油吸净。

　◎ 茄子块大火复炸能够将之前吸收的油逼出来。

3.锅中倒油，下葱花、姜丝略炒，倒入番茄块，放生抽、白糖，炒至糊状。

4.倒入茄子块、青椒块翻炒，加蚝油，略炒，加盐调味，出锅即可。

酸菜 含钠量高

扫二维码看视频

酸菜对于心脑血管病患者的影响主要是其中钠含量高。钠摄入过多，可能造成体内钠和钾的不平衡，引发高血压及其他心脑血管疾病。食物中盐分过多，使体内钾离子从尿液中排出，还会造成缺钾现象，产生心律失常与代谢性碱中毒。

长期大量食用酸菜还有可能引起泌尿系统结石。另外，腌制酸菜的过程中，维生素C被大量破坏。人体如果缺乏维生素C，会使肾脏抑制结石形成的能力降低。食用含亚硝酸盐过多的酸菜，会使血液中的血红蛋白变成失去带氧功能的高铁血红蛋白，令红细胞失去携带氧的能力，导致组织缺氧。

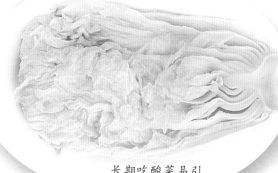

长期吃酸菜易引发各类疾病。

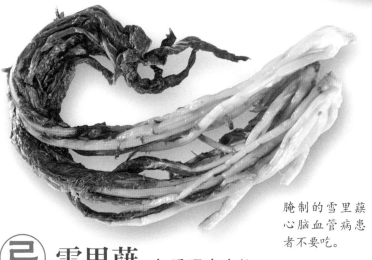

腌制的雪里蕻心脑血管病患者不要吃。

 雪里蕻 加重眼病症状

雪里蕻能促进排出体内积存的废弃物与毒素，对心脑血管病患者健康是有益的。但糖尿病患者易并发眼疾，雪里蕻性温，久食则易积温成热，会加重眼疾症状。

雪里蕻经常被腌制成咸菜食用，含盐较多，心脑血管病患者忌多食盐，故不宜食用腌制后的雪里蕻。

辣椒 辛辣刺激，不利于心脑血管病康复

辣椒营养丰富，但不宜于心脑血管病患者食用。辣椒会刺激舌头的味觉感受器，反射性地引起血压上升，加大心脑血管病发病风险。一般用辣椒烹制时，为了中和辣味，往往需要增加盐的用量，才能使菜品呈现出鲜香的口味，心脑血管病患者吃了这样的菜品，过量摄入盐，不利于控制心脑血管病。

此外，辣椒辛辣的味道刺激可能会加重因心脑血管病而出现的心慌、心悸症状。而过辣的口味会让肠胃产生灼烧感，易致便秘，也不利于心脑血管病康复。

心脑血管病患者吃辣椒易致心力衰竭。

香椿易诱发旧疾。

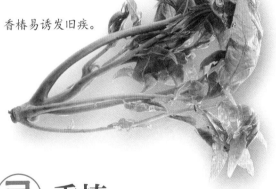

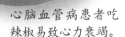
香椿 发物，易诱发旧疾

紫褐色的香椿芽中膳食纤维少，含油脂较多，并不是"三高"人群适宜的食物选择。香椿中含有挥发性芳香族物质——香椿素，有健脾开胃、刺激食欲的作用，容易使"三高"患者增加食物摄入量，进而增加控制"三高"的难度。

中医认为，香椿走肝经，可以助阳，所以一般阳虚的人吃香椿是有好处的。但是相对的，如果阴虚的人吃了香椿后容易加重肝火，尤其是像糖尿病患者这样属于阴虚燥热的患者，食用香椿对病情恢复无益。

此外，香椿为发物，虽然营养丰富，但有刺激性气味，容易诱发旧疾，慢性疾病患者都应少食，"三高"人群也包括在内。

水果

宜 苹果 降低血液黏稠度

蒂为浅绿色的苹果较为新鲜。

苹果中的果胶可以降低胆固醇；它含有类黄酮，可以减少冠心病的发生；它还含有非常丰富的抗氧化物，可减少癌症发生的机会。苹果富含果酸、类黄酮及维生素 E 和维生素 C 等营养成分，可使积蓄在体内的脂肪分解，对推迟和预防动脉粥样硬化发作有明显作用。苹果高钾低钠，可有效预防高血压。

适合这些人群吃

- ☑ 减肥
- ☑ 胃炎
- ☑ 腹泻
- ☑ 高血压
- ☑ 结肠炎
- ☑ 便秘
- ☑ 肾结石

降血压：苹果与番茄、芹菜榨汁后，再加点柠檬汁饮用。

这些人群限制吃

- ☑ 限制糖分者

变"废"为宝

苹果皮富含类黄酮，能有效保护心脑血管，并有很强的抗氧化能力。

YES 适宜搭配

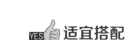
银耳
润肺止咳

芦荟
消食顺气

洋葱
保护心脏

炒大米
止孕吐

NO 食物相克

白萝卜
容易产生诱发甲状腺肿大的物质

红薯
肠胃不适

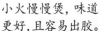

小火慢慢煲,味道
更好,且容易出胶。

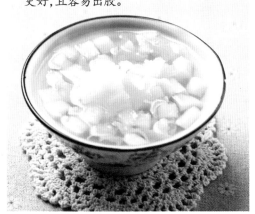

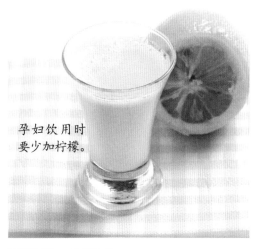

孕妇饮用时
要少加柠檬。

补充血气、促进血液流畅
银耳苹果羹

▶原料◀

苹果　1个

银耳　10克

冰糖　适量

▶做法◀

1.将银耳泡发,去蒂洗净撕碎。

2.苹果去皮核,切小块。

　◎ 苹果种子含有微量有毒物质,最好不要
食用。

3.银耳放于砂锅中,加水烧开后,用小火炖
至软烂。

　◎ 水最好一次性加足。

4.加入冰糖再煮15分钟。

5.将苹果块放入锅中煮熟,食苹果、银耳,
喝汤。

通肠道、利消化
苹果柠檬芹菜汁

▶原料◀

苹果　200克

柠檬　20克

芹菜　100克

蜂蜜　适量

▶做法◀

1.苹果、芹菜洗净。

　◎ 芹菜鲜嫩的叶子可以保留下来。

2.柠檬洗净,去皮,与苹果、芹菜一起放入
料理机打碎。

3.加少许水,调入适量蜂蜜调味饮用。

　◎ 也可以将蜂蜜换为冰糖调味。

宜 葡萄 降低胆固醇、抗氧化

葡萄中的白藜芦醇能很好地阻止血栓形成，并能降低人体血清胆固醇水平，降低血小板的凝聚力，松弛血管平滑肌，对预防心脑血管病有一定作用。每天食用适量的鲜葡萄，不仅会减少心血管疾病的发病风险，还特别有益于那些局部缺血性心脏病和动脉粥样硬化心脏病患者的健康。鲜葡萄中的花青素、山柰酚及单宁，有很强的抗氧化能力，能"清洗"血液，防止胆固醇斑块的形成。

肥胖的人要少吃葡萄。

适合这些人群吃

- ☑ 高血压
- ☑ 心绞痛
- ☑ 高脂血症
- ☑ 癌症
- ☑ 贫血

抗氧化、美白：葡萄洗净，带皮打成糊做面膜。

这些人群限制吃

- ☑ 糖尿病
- ☑ 便秘
- ☑ 胃酸过多

变"废"为宝

葡萄皮和葡萄子药用价值高，与葡萄果肉一起榨汁，可防治心脑血管病，保护皮肤。

YES 👍 适宜搭配

蜂蜜
治感冒

枸杞子
补血

猪瘦肉
补铁

芹菜
降压

NO 👎 食物相克

海鱼
引起腹泻

虾
导致身体不适

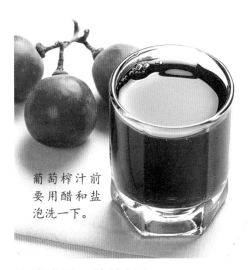

葡萄榨汁前
要用醋和盐
泡洗一下。

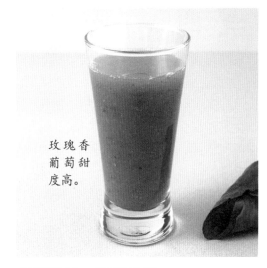

玫瑰香
葡萄甜
度高。

生津止渴、补益气血
红葡萄汁

▶原料◀

红葡萄　300克
蜂蜜　适量
水　适量

▶做法◀

1.将红葡萄洗净，放入榨汁机中，加少许水
榨成果汁。

　◎ 葡萄洗的时候可以用面粉轻轻搓一下。

2.用纱布过滤后加适量蜂蜜调匀即可食用。

利尿消肿、抗毒杀菌
甘蓝葡萄汁

▶原料◀

紫甘蓝　100克
葡萄　200克
水　适量

▶做法◀

1.紫甘蓝洗净，切碎；葡萄洗净。

　◎ 不喜欢紫甘蓝的味道可以适量减少。

2.将紫甘蓝碎与葡萄放入榨汁机中，倒入少
许水。

3.启动榨汁机榨汁即可。

宜 西瓜 利尿降压

西瓜含有丰富的维生素 C，能降低血脂，软化血管，防治心血管病。西瓜中的番茄红素可有效降低胆固醇和血压，防止高脂血症、高血压及冠心病。西瓜中的钾有利于钠的排泄，预防因钠过量引起的高血压。西瓜果皮、果肉、种子都可食用、药用。西瓜皮中所含的瓜氨酸和钾，具有利尿作用，促进胆色素排泄，并具有清热解暑、泻火除烦等作用。新鲜的西瓜汁和鲜嫩的瓜皮可以增加皮肤弹性。

脐部和瓜蒂凹陷较深、四周饱满的通常是熟瓜。

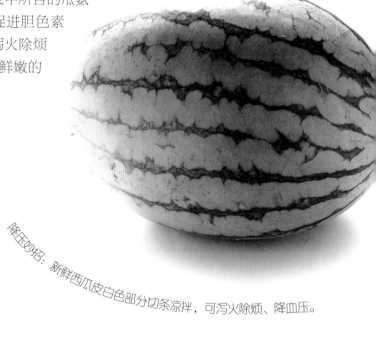

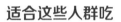
降压沙招：新鲜西瓜皮白色部分切条凉拌，可泻火除烦、降血压。

适合这些人群吃

☑ 高血压

☑ 胆囊炎

☑ 高热不退

☑ 醉酒

☑ 烦渴

☑ 小便短赤

这些人群限制吃

☑ 糖尿病

☑ 低血压

☑ 腹泻

☑ 脾胃虚寒

变"废"为宝

西瓜皮捣成泥浆状涂在皮肤上，10~15 分钟后用水洗净，可嫩肤美肤。

适宜搭配

薄荷
提神醒脑

百合
养阴清热

冰糖
凉血利尿

绿豆
清热消渴

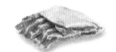 食物相克

羊肉
伤元气

虾
导致腹泻恶心

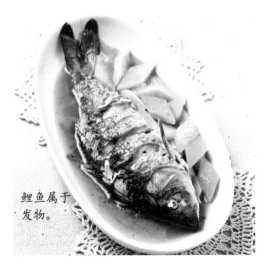

鲤鱼属于发物。

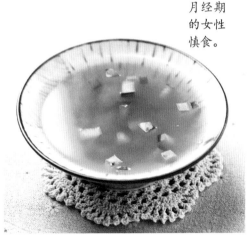

月经期的女性慎食。

止渴利尿、降低血压
翡翠鲤鱼

▶ 原料 ◀

西瓜皮　250 克

茯苓　50 克

鲤鱼　500 克

生抽、醋、盐、油　各适量

▶ 做法 ◀

1.西瓜皮洗干净，削去表面绿色硬皮，切成菱形片；茯苓、鲤鱼洗干净。

◎ 鲤鱼要刮去腹腔内的黑膜。

2.炒锅烧热，倒入油，放入鲤鱼稍煎，再加入生抽、醋，盖上锅盖稍焖。

◎ 鲤鱼表面拍点淀粉可以减少粘锅现象。

3.加入西瓜皮片、茯苓和1杯半水，用小火焖入味，最后放盐即可。

清热解毒、消暑解渴
瓜皮绿豆汤

▶ 原料 ◀

绿豆　100 克

西瓜皮（不用削去外皮）　500 克

水　1500 毫升

▶ 做法 ◀

1.绿豆洗净，与 1500 毫升水同煮，煮沸后小火煮至汤汁颜色发绿，撇去绿豆。

◎ 绿豆水煮到颜色最绿时去火效果最好。

2.西瓜皮洗净切块，放入煮沸的绿豆汤中再煮。

3.煮沸后冷却即可饮汤，一日数次。

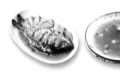

宜 橘子 补充维生素、电解质

橘子中的橘皮苷和川陈皮素可消除炎症、稀释血液、降低机体胆固醇含量。橘子中所含的钾对降血压有效果。橘子中的维生素C除具有抗氧化作用外，也有降压效果，同时对促进胆固醇排泄、防止脂质氧化和避免动脉粥样硬化也具有一定作用。

选择色泽闪亮的橘色或者深黄色橘子。

适合这些人群吃

- ☑ 高血压
- ☑ 冠心病
- ☑ 动脉粥样硬化
- ☑ 高脂血症
- ☑ 胆结石
- ☑ 关节炎

这些人群限制吃

- ☑ 上火
- ☑ 口腔炎
- ☑ 牙周炎
- ☑ 肠胃功能欠佳
- ☑ 风寒咳嗽
- ☑ 痰饮咳嗽

治疗妊娠发热：橘子2个，黄瓜1个，打汁饮用，每日2次。

变"废"为宝

橘皮洗净晾干，可以久存，泡茶饮用。

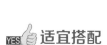

适宜搭配

核桃
预防贫血、增强体力

姜片
（与橘皮一起煮水）
防治感冒

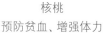

蜂蜜
美白润肤

酸奶
营养均衡、润肠
通便

食物相克

豆浆
影响对蛋白质的
消化吸收

白萝卜
易诱发甲状腺肿大

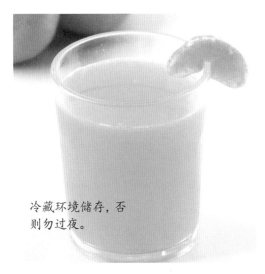

冷藏环境储存，否
则勿过夜。

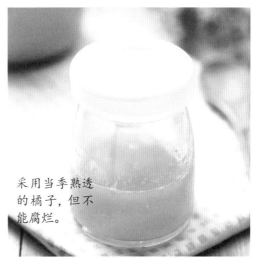

采用当季熟透
的橘子，但不
能腐烂。

开胃、止咳润肺
橘子汁

▶ 原料 ◀

橘子 2个
蜂蜜、温开水 各适量

▶ 做法 ◀

1.将橘子洗净，拦腰切成两半。
2.取半个橘子，切面朝下，套在旋转式果汁
器上，一边旋转一边向下挤压，橘子汁就会
流到果汁器下面的容器中。
　　也可以使用粗纱布挤压过滤。
3.倒出橘子汁，加入用温开水调好的蜂蜜水
即可。

防治感冒、降低血脂
橘子酱

▶ 原料 ◀

橘子 1000克
吉利丁片 5片
冰糖 适量

▶ 做法 ◀

1.吉利丁片用凉水泡软。
　　也可以用明胶粉、鱼胶片等代替。
2.将橘子去皮，放入料理机里打成浆。
3.将橘子汁连同果肉倒入锅中，加水，放入
冰糖，大火烧开，小火煮20分钟关火。
　　煮到橘子酱黏稠时。
4.将泡软的吉利丁片放入锅中融化。
5.放凉后，放入瓶中即可。

宜 红枣 软化血管、改善微循环

红枣为所有果蔬之冠，具有维持毛细血管通透性，改善微循环，预防动脉粥样硬化的作用。红枣中含有丰富的维生素 C，对维持血管壁弹性、促进胆固醇排泄、抗动脉粥样硬化很有益；红枣中含有环磷酸腺苷，它可以改善人体微循环，扩张冠状动脉，增加脑和心脏的供血量，减慢心率，降低心肌耗氧量而改善缺血心肌的代谢，进而可防治心脑血管病。红枣中还含有三萜类物质，具有保肝降脂、增强机体免疫力的作用。

紫红色，颜色偏暗的红枣质量较好。

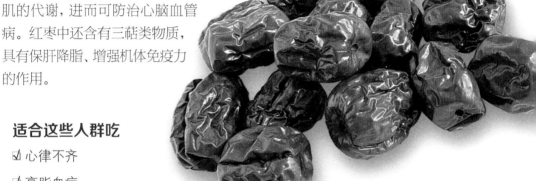

适合这些人群吃

- ☑ 心律不齐
- ☑ 高脂血症
- ☑ 动脉粥样硬化
- ☑ 冠心病
- ☑ 脾胃虚弱
- ☑ 过敏

降血压：将红枣与适量芹菜用水煎服，对治疗高血压有所帮助。

这些人群限制吃

- ☑ 糖尿病
- ☑ 痰湿体质
- ☑ 腹胀气滞

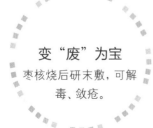

变"废"为宝
枣核烧后研末敷，可解毒、敛疮。

YES 适宜搭配

百合
滋阴养血安神

芹菜
养颜护肤抗衰老

番茄
补虚健胃、益肝养血

桂圆
补气养血

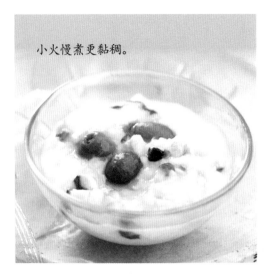

小火慢煮更黏稠。

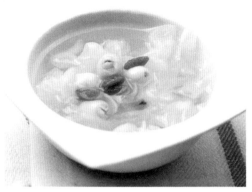

水一次加够，中途不再加水。

阻止血管硬化、降血压

红枣香菇粥

▶ 原料 ◀

大米	100 克
香菇	2 朵
红枣	10 枚
鸡肉	50 克
姜末、葱末、盐、料酒	各适量

▶ 做法 ◀

1. 把香菇和鸡肉洗净，切丁。
2. 红枣洗净，切开去核。
3. 把红枣、香菇丁、鸡肉丁和姜末、葱末、盐、料酒等同大米一起放入砂锅内，炖熟成粥即可。

◎ 鸡肉可以事前用开水氽一下。

补气和血、延年益寿

银耳红枣莲子羹

▶ 原料 ◀

银耳	10 克
红枣	5 枚
莲子	50 克

▶ 做法 ◀

1. 银耳泡发洗净，撕成小片。
2. 红枣洗净去核。
3. 莲子泡发去心。

◎ 莲子心去除可以减去苦味。

4. 将以上材料一同放入砂锅中，炖煮至莲子软烂即可。

◎ 莲子在水开以后放入更容易煮烂。

宜 香蕉 保护心脏，预防便秘

香蕉属于高钾食品，而钾对人体中的钠具有抑制作用。多吃香蕉，可降低血压，预防高血压和心脑血管疾病。香蕉中的镁有利于维持正常的心肌活动。另外，香蕉对因心脑血管疾病导致的失眠或情绪紧张也有疗效，因为香蕉含有色氨酸，具有安抚神经的效果，镁也可帮助舒缓神经，因此在睡前吃点香蕉，可起一些镇静作用。香蕉中的镁和果寡糖，有缓泻作用，有利于通便。

不宜空腹吃香蕉。

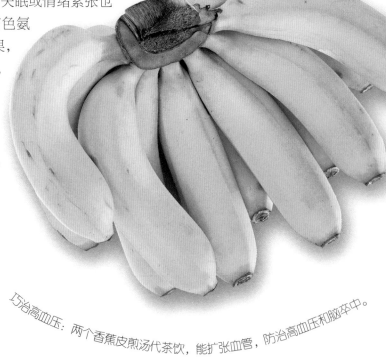

巧治高血压：两个香蕉皮煎汤代茶饮，能扩张血管，防治高血压和脑卒中。

适合这些人群吃

☑ 口干烦躁

☑ 咽干喉痛

☑ 大便干燥

☑ 失眠、抑郁

这些人群限制吃

☑ 脾胃虚寒

☑ 便溏腹泻

☑ 急慢性肾炎及肾

　功能不全

变"废"为宝
用香蕉皮的内侧摩擦沙发的皮面，能消除污垢。

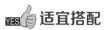 适宜搭配

银耳
养阴润肺、生津整肠

酸奶
润肠通便

桃
润喉、提振食欲

 食物相克

芋头
会使胃不适，感觉胀痛

红薯
会引起身体不适

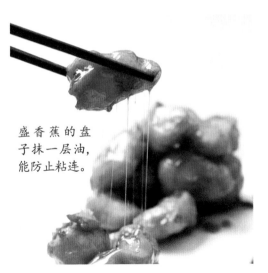

盛香蕉的盘子抹一层油，能防止粘连。

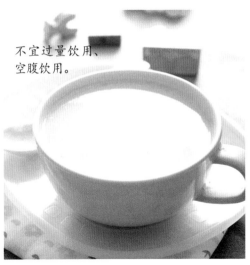

不宜过量饮用、空腹饮用。

清热润肺、止烦渴
拔丝香蕉

▶ 原料 ◀

香蕉　3根

鸡蛋　2个

面粉、白糖、纯麦芽、油　各适量

▶ 做法 ◀

1. 香蕉去皮切块；鸡蛋打散，与面粉拌匀。

　◎ 香蕉不要选用太过软烂的，容易碎掉。

2. 白糖、纯麦芽加水在锅中煮，待白糖溶化，小火熬至糖汁呈黄色。

3. 另取锅加油烧热，香蕉块裹上面糊投入油中，炸至金黄色时捞出。

　◎ 油温不要过热，否则容易把表面炸糊。

4. 倒入糖汁中拌匀即可。

治疗高血压、防治胃溃疡
香蕉奶昔

▶ 原料 ◀

香蕉　1根

牛奶　200毫升

▶ 做法 ◀

1. 将香蕉剥去皮，切成小块。

　◎ 越是软烂的香蕉做成奶昔越好喝。

2. 将香蕉块和牛奶一同放入料理机里打浆即可。

　◎ 也可以将香蕉冷冻以后再一同打浆，味道更佳。

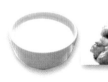

宜 猕猴桃 降血脂，抗氧化

优质的猕猴桃毛多且细，不易脱落。

猕猴桃中高含量的维生素 C 能够明显降低体内的血清胆固醇和甘油三酯，对高血压有很好的食疗效果。猕猴桃还属于高钾高钙的水果，有利于排钠，舒张血管，降低血压。猕猴桃中的胡萝卜素、维生素 E 和多酚类物质还可以提供抗氧化力，清除血液中脂质垃圾、消除炎症。猕猴桃是膳食纤维丰富的低脂肪水果，能够降低胆固醇，帮助消化。其中的肌醇可促进脂肪的流动，预防动脉粥样硬化。

降压降脂：与冰糖一起上笼蒸熟食用，能降压降脂。

适合这些人群吃

☑ 高血压

☑ 冠心病

☑ 高脂血症

☑ 病毒性心肌炎

☑ 糖尿病

☑ 便秘

这些人群限制吃

☑ 低血压

☑ 风寒感冒

变"废"为宝

猕猴桃皮洗净，与猕猴桃一起打汁，可治疗失眠，抗癌促消化。

YES 👍 适宜搭配

大米
除烦止渴、滋肾健脾

酸奶
防止便秘

香蕉
清热解毒、生津止渴

NO 👎 食物相克

黄瓜
导致营养流失

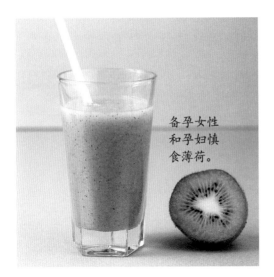

备孕女性和孕妇慎食薄荷。

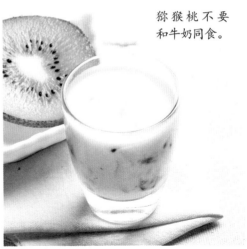

猕猴桃不要和牛奶同食。

疏散风热、清利头目
猕猴桃薄荷汁

▶ 原料 ◀

猕猴桃、苹果　各100克

薄荷叶　2片

▶ 做法 ◀

1. 猕猴桃洗净、削皮，切成四块。

　◎ 猕猴桃切去两头，用勺子即可插入将果皮分离。

2. 苹果带皮洗净，去核，切块；薄荷叶洗净。

3. 将猕猴桃块、苹果块和薄荷叶一起打成汁即可。

促消化、降低胆固醇
猕猴桃奶饮

▶ 原料 ◀

猕猴桃　100克

酸奶　200毫升

柠檬汁　适量

▶ 做法 ◀

1. 猕猴桃去皮，切块，与酸奶一起放入料理机中，滴入少许柠檬汁。

2. 打开料理机，搅拌20秒左右即可。

　◎ 若嫌使用料理机麻烦，也可以采用将猕猴桃肉用勺子压碎，再放入酸奶中，手动搅拌的方式。

宜 柚子 降低胆固醇，防止动脉粥样硬化

上尖下宽、底部扁圆，颈短底平的柚子较好。

柚子中含有高血压患者必需的元素钾，几乎不含钠，是患有心脑血管病及肾病患者（如果患有肾功能不全并伴有高钾血症，则严禁食用）最佳的食疗水果之一。柚子中含有大量的维生素 C，可以降低血液中的胆固醇；柚子的果胶不仅可降低低密度脂蛋白水平，还可以降低动脉壁的损坏程度。

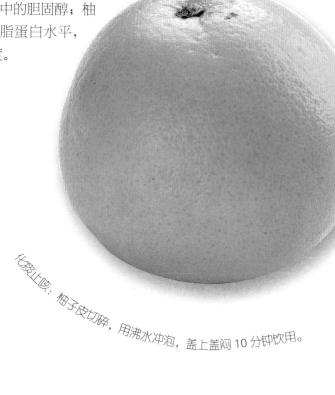

适合这些人群吃

- ☑ 高血压
- ☑ 冠心病
- ☑ 脑血管栓塞
- ☑ 高脂血症
- ☑ 脑卒中

这些人群限制吃

- ☑ 脾虚便溏者
- ☑ 痛经

化痰止咳：柚子皮切碎，用沸水冲泡，盖上盖闷 10 分钟饮用。

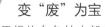

变"废"为宝
干燥的白色柚皮部分，可以拿来替代化学蚊香，驱蚊效果好。

YES 适宜搭配

栗子
预防感冒、牙龈出血

番茄
低热低糖

梨
肺热咳嗽

蜂蜜
清热美白润肤

NO 食物相克

猪肝
营养遭破坏

螃蟹
刺激肠胃、恶心呕吐

黄瓜
破坏维生素 C

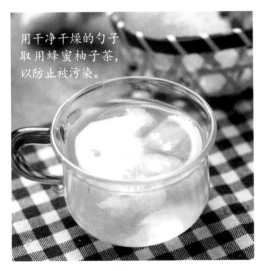

用干净干燥的勺子取用蜂蜜柚子茶，以防止被污染。

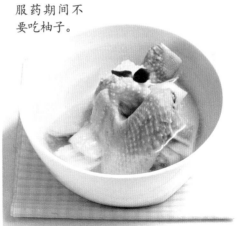

服药期间不要吃柚子。

缓解疲劳、舒缓情绪
蜂蜜柚子茶

▶ 原料 ◀

柚子	1个
蜂蜜	500克
冰糖	100克
盐、水	各适量

▶ 做法 ◀

1.将柚子皮切成细丝，越细越好。

   ◎ 柚子皮是指表面金黄的部分，不要带白色的瓤。

2.把切好的柚子皮放到盐水里腌1小时，淘洗2遍。

3.把腌好的柚子皮放入水中，用中火煮10分钟，变软脱去苦味，捞出沥干。

4.剥出柚子肉撕成小块，和处理好的柚子皮放入干净无油的锅中，加少量水和冰糖，用中小火熬至黏稠，柚子皮金黄透亮即可。

   ◎ 注意熬的时候要经常搅拌，以免粘锅。

5.放凉后，加入蜂蜜，搅拌均匀，装入密封罐存放，喝的时候用温水冲一下即可。

增强体力、强壮身体
柚子肉炖鸡

▶ 原料 ◀

柚子	1个
公鸡	1只
葱丝、姜丝、盐	各适量

▶ 做法 ◀

1.将鸡宰杀，洗净。

2.将柚子去皮取肉，放入鸡肚内，封好。

   ◎ 可以用牙签将刀口固定住。

3.加水和全部调味品，炖煮至鸡熟，饮汤吃鸡。每周1次，连服3周。

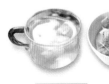

忌 榴莲 热量高，含糖高

对"三高"人群来说，榴莲是一个"宜忌难断"的食物。榴莲含有丰富的维生素和矿物质，钾元素含量也非常高，按照水果营养判断标准，它应是非常适合"三高"人群的食物。但榴莲的碳水化合物、脂肪含量也非常高，是典型的高热量、高脂肪、高碳水化合物、低水分的水果。

榴莲含糖量可达 13%，同时淀粉含量达到 11%，脂肪含量同其他水果相比也很高，所以不适合肥胖，或有高血压、高脂血症、糖尿病的人食用。另外，榴莲也是一种易引起上火的水果，且不易消化，"三高"人群若伴随便秘、易上火等症状更不能吃。

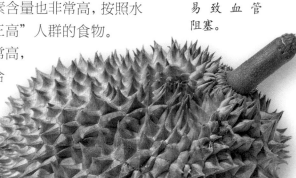

心脑血管病患者吃榴莲易致血管阻塞。

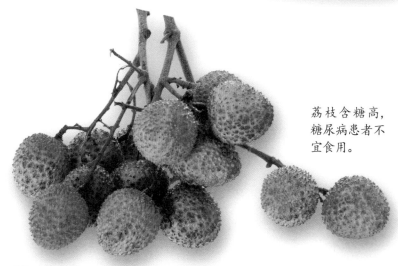

荔枝含糖高，糖尿病患者不宜食用。

忌 荔枝 含糖高，易上火

荔枝含有丰富的维生素和钾元素，可促进血液循环，对高血压、高脂血症有一定的缓解作用。但是荔枝中同样含有大量的糖分，糖尿病患者不宜食用。

此外，荔枝性温热，极易助热上火。高血压、高脂血症、气淤积不通，导致上火的食物很容易加重其内热症状，加重病情。因此"三高"人群慎食荔枝。

忌 牛油果 脂肪含量高

　　牛油果也叫鳄梨，其脂肪含量丰富，其中 80%
为不饱和脂肪酸，是高能量、低糖的水果。
它虽然也有一定的降胆固醇和血脂的
成分，但最好不要吃。或食用时减
去适量油。

牛油果不宜
晚上食用。

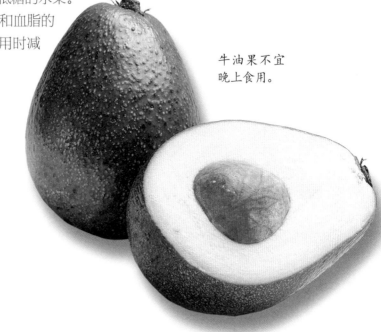

吃蜜饯易导致血压
升高，影响降压药
的药效。

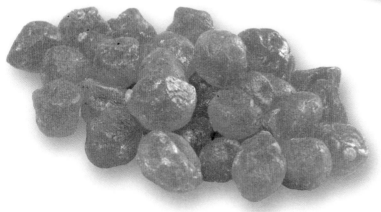

忌 蜜饯 糖钠含量高

　　各种水果经过糖渍，制成蜜饯后，便丢失了很多作为水果的营养，如维生素 C 等。
而且由于经历了糖渍，蜜饯中还增加了大量的钠，打破了心脑血管病患者的钾钠平衡，
对血管造成新的伤害。蜜饯在制作过程中加入了许多糖分及甜味剂、防腐剂、色素等
添加剂成分，对身体健康不利，不宜心脑血管病患者食用。

五谷

宜 玉米 降低血清胆固醇

玉米中含有的丰富不饱和脂肪酸，与玉米胚芽中的植物甾醇、维生素 E 协同作用，可降低血液胆固醇并防止其沉积于血管壁。因此，玉米对冠心病、动脉粥样硬化、高脂血症及高血压等都有一定的预防和治疗作用。玉米含有的玉米黄质可以抵御自由基侵害，并预防视力下降。玉米是高膳食纤维的谷物，能刺激肠胃蠕动、加速粪便排泄。

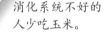
扫二维码看视频

适合这些人群吃

- ☑ 高血压
- ☑ 高脂血症
- ☑ 动脉粥样硬化
- ☑ 老年人习惯性便秘
- ☑ 慢性胆囊炎

消化系统不好的人少吃玉米。

这些人群限制吃

- ☑ 干燥综合征
- ☑ 腹胀

调中开胃：玉米和玉米须加水适量，煎汤代茶饮。

YES 👍 适宜搭配

松子
治疗脾肺气虚、干咳少痰

洋葱
生津止渴、降糖降脂

变"废"为宝
玉米外层的软皮可以用来编织坐垫等。

草莓
预防雀斑

红豆
利尿降血压

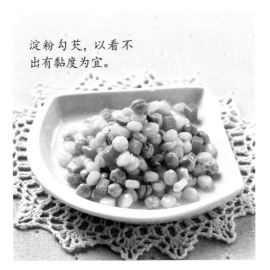

淀粉勾芡，以看不
出有黏度为宜。

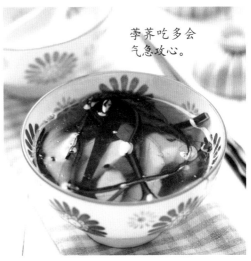

荸荠吃多会
气急攻心。

利肝胆、延缓衰老
玉米三丁

▶原料◀

玉米粒　200克

青豆、胡萝卜丁　各40克

油、盐、高汤、淀粉、香油　各适量

▶做法◀

1.将玉米粒、胡萝卜丁、青豆用开水焯烫。

　◎ 胡萝卜尽量不要选择心粗硬的。

2.锅热加入2碗油烧到中温，将所有材料下锅过油捞起。

3.锅内留油1汤匙，倒入材料及调味料翻炒均匀。

4.调水淀粉勾芡，淋上香油盛于盘上即成。

　◎ 勾芡可以用葛根粉代替淀粉，对身体更好。

清心泻火、润肺凉肝
荸荠海带玉米须汤

▶原料◀

荸荠　200克

海带　30克

玉米须　10克

▶做法◀

1.将海带泡发洗净，切丝备用；荸荠洗净去皮，切片备用。

2.在砂锅里加适量水，将荸荠片、海带丝、玉米须一同放入砂锅里。

　◎ 玉米须可以用纱布袋包好，容易取出。

3.用小火煎煮至海带丝熟为宜，取出玉米须后食用。

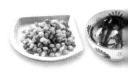

荞麦 降血脂，扩张微血管

荞麦中含有的维生素 P 成分可增强血管弹性、韧性和致密性，降低血脂和胆固醇，防治高血压和心脑血管疾病，并具有一定的抗炎作用。荞麦中丰富的膳食纤维，可减少肠道对胆固醇的吸收，并促进其排出体外，从而消除多余脂肪。荞麦还含有丰富的钾、镁、硒、铜、铁等矿物质。钾元素有助于降低血压，丰富的镁元素，既可降低血清胆固醇，又能防止游离钙在血管壁上沉积。荞麦中的另一成分烟酸则具有扩张微血管和降低血液胆固醇的作用。

优质荞麦粒大肉厚，色泽光亮。

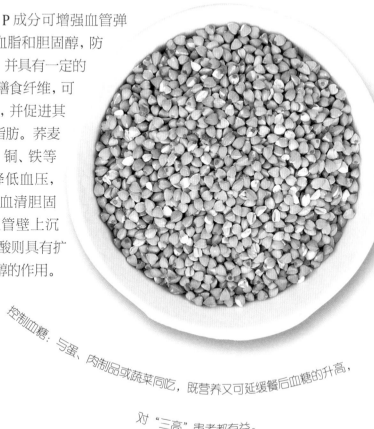

控制血糖：与蛋、肉制品或蔬菜同吃，既营养又可延缓餐后血糖的升高，对"三高"患者都有益。

适合这些人群吃

☑ 一般人群均可食用

☑ 冠心病

☑ 糖尿病

这些人群限制吃

☑ 脾胃虚寒

☑ 体质易过敏

☑ 腹泻

变"废"为宝
荞麦皮可以用来装枕头。

YES 👍 适宜搭配

蜂蜜
引气下降、止咳

白糖
治疗痢疾

猪肉
既补充营养又可延缓餐后血糖的升高。

羊肉
温中散寒、调节血糖

NO 👎 食物相克

海带
海带中的铁会妨碍荞麦中维生素 E 的吸收

黄鱼
易引起消化不良

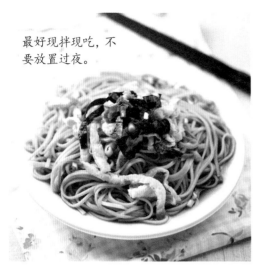

最好现拌现吃，不要放置过夜。

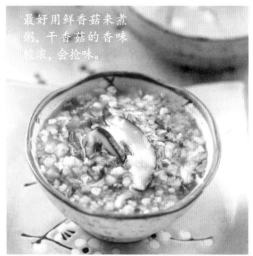

最好用鲜香菇来煮粥，干香菇的香味较浓，会抢味。

软化血管、降低血糖
凉拌荞麦面

▶ 原料 ◀

荞麦面　100克

鸡蛋　1个

海苔、葱花、辣椒粉、蚝油、醋、油、盐　各适量

▶ 做法 ◀

1.水烧开后，加入荞麦面，煮5分钟，捞出放入凉水中冷却，然后捞起沥干水分备用。

◎ 荞麦面过凉水是为了保持劲道的口感，也能防止粘连。

2.锅中热油，鸡蛋打散并煎成薄片，放凉后切丝；海苔剪成细丝。

◎ 小火煎蛋饼。

3.水3汤勺加蚝油、醋、盐，在锅内烧开做成淋汁。

4.将荞麦面盛碟，加入蛋丝、海苔丝，撒上葱花、辣椒粉，再淋上汁便可食用。

保护视力、降低血脂
香菇荞麦粥

▶ 原料 ◀

鲜香菇　2朵

荞麦　80克

红米　100克

油、盐　各适量

▶ 做法 ◀

1.香菇切片，红米和荞麦淘洗干净备用。

2.红米和荞麦加水大火煮沸，再以小火煮45分钟，并不时搅拌。

◎ 红米和荞麦提前浸泡可以节省熬煮时间。

3.放入香菇丝拌匀，淋入少量油，添入适量开水稀释粥底。

◎ 也可以不放油。

4.以小火续煮10分钟，加入适量盐调味，即可出锅。

宜 小米 抑制血管收缩、降血压

小米中所含有的 B 族维生素，以及钙、钾、镁等营养成分能够抑制血管收缩，达到降压的目的。小米中的烟酸能够降低血液中的胆固醇和脂肪含量，减少人体对胆固醇和脂肪的吸收，起到控制血脂的作用。小麦富含的维生素 B_1、维生素 B_2，可改善消化不良、反胃呕吐。

正常的小米颜色为淡淡的黄色，不会特别均匀油亮。

适合这些人群吃

- ☑ 老人
- ☑ 产妇
- ☑ 高血压
- ☑ 高脂血症
- ☑ 脑卒中
- ☑ 肠胃病

这些人群限制吃

- ☑ 气滞
- ☑ 小便清长

治疗贫血：煮小米粥时，放点红糖与红枣，可补血补气，尤其适合贫血患者。

变"废"为宝
小米谷壳做枕头填充物，对缓解颈椎病有一定的好处。

YES 适宜搭配

桂圆
二者同食，再加适量红糖，可补血养颜、安神益智

大豆
保健眼睛和滋养皮肤

肉类
可弥补小米氨基酸的不足，令营养更丰富、更合理

胡萝卜
可保护眼睛、滋养皮肤、延缓衰老

南瓜
滋阴养胃、去干燥

NO 食物相克

醋
会破坏小米中的类胡萝卜素，降低其营养价值

杏仁
易导致腹泻

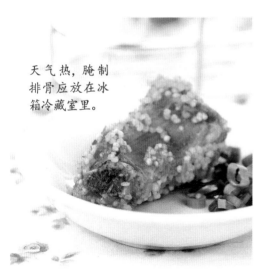

天气热，腌制排骨应放在冰箱冷藏室里。

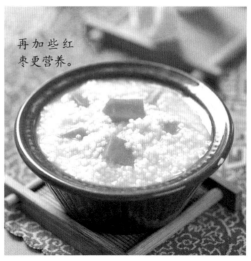

再加些红枣更营养。

防治消化不良、滋阴养血
小米蒸排骨

▶ 原料 ◀

排骨　100 克

小米　50 克

料酒、酱油、盐、蒜末、姜末、白糖　各适量

▶ 做法 ◀

1. 小米淘洗干净，浸泡 20 分钟；排骨洗净，斩块，用盐、酱油、料酒、蒜末、姜末、白糖腌制 1 小时。

　◎ 洗排骨时加入少量面粉有利于排出血水。

2. 将浸泡好的小米捞出，放入腌制的排骨块中拌匀。

3. 把小米排骨放入高压锅，大火蒸 30 分钟即可。

和胃温中、清热解渴
胡萝卜小米粥

▶ 原料 ◀

小米　50 克

胡萝卜　30 克

▶ 做法 ◀

1. 胡萝卜洗净，切成丁；小米淘洗干净。

　◎ 胡萝卜用油稍微煸一下更能使营养释放完全。

2. 将小米与胡萝卜丁、水一同放入砂锅中，煮至小米熟烂即可。

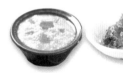

宜 燕麦 膳食纤维降脂佳

燕麦中含有的可溶性膳食纤维 β- 葡聚糖，能大量吸纳体内胆固醇，并促使其排出体外。膳食纤维易引起饱腹感，血脂异常并肥胖的患者长期食用有减肥功效。燕麦通过多种途径降脂：燕麦中含有丰富的不饱和脂肪酸，可降低血液中的胆固醇；燕麦是谷物中唯一含有皂苷的作物，可调节肠胃功能、降低胆固醇；燕麦含有酚类、甾醇、维生素 E 等抗氧化物，具有清除自由基、降低血清胆固醇和抑制低密度脂蛋白氧化等功能。

"原汁原味"的燕麦粒营养最好。

适合这些人群吃

☑ 便秘

☑ 糖尿病

☑ 脂肪肝

☑ 高血压

☑ 动脉粥样硬化

☑ 肥胖

减肥清肠：可以用热牛奶冲泡燕麦片，用来做早餐。

这些人群限制吃

☑ 肠道敏感人群

变"废"为宝
燕麦麸皮磨细可以装在纱布口袋中用来去除角质。

YES 适宜搭配

山药
糖尿病、高血压、高脂血症患者的食疗佳品

牛奶
可补充蛋白质、维生素，还有一定的降血糖作用

南瓜
益肝和胃、润肠通便

小麦
可补充维生素和矿物质

NO 食物相克

菠菜
影响人体对钙的吸收

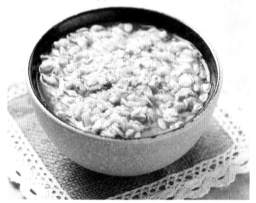

对于肠胃虚弱者，花生米
不宜与黄瓜同食。

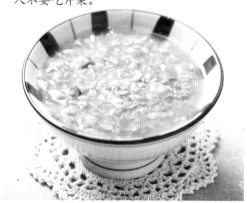

消化能力不好的
人不要吃芹菜。

润肠通便、降血糖
五香麦片粥

▶ 原料 ◀

燕麦片	120克
生花生米、芝麻	各25克
葱、椒盐、酱油、香油	各适量

▶ 做法 ◀

1.炒锅上火烧热，分别放入生花生米、芝麻炒熟，倒在案板上擀成末，装入碗内。

　◎ 花生米和芝麻碾碎食用既能提升味觉，又能提高消化率。

2.葱切末放在另一个小碗内，倒上少许酱油、香油，拌匀。

3.锅内注水烧沸，放入燕麦片煮3~5分钟，倒入调好味的汁及适量椒盐，搅拌均匀。

　◎ 若是不喜欢咸味的，不放调味汁也是别有风味。

4.盛入碗中，撒上花生米末和芝麻末，即可食用。

软化血管、预防高血压
燕麦芹菜粥

▶ 原料 ◀

燕麦	50克
芹菜	30克
盐	少许

▶ 做法 ◀

1.燕麦淘洗干净；芹菜洗净，连叶一起切碎。

　◎ 燕麦可以提前浸泡两小时。

2.燕麦放入锅中，加适量水，煮至粥烂。

3.撒入芹菜碎，调入少许盐，搅匀即可。

宜 **绿豆** 清热利尿降压

优质绿豆外皮蜡质，子粒饱满、均匀，很少破碎。

绿豆可以清热解毒，兼具利尿下气功效，还可以降低血压和胆固醇，防止动脉粥样硬化。绿豆含有丰富的钾元素，能够促进体内多余钠的排出，防止血钠引起的血压升高。绿豆中的膳食纤维能够促使胆固醇和脂肪排出体外，有降低胆固醇和降脂减肥功效。绿豆中的植物固醇可减少肠道对胆固醇的吸收，阻止胆固醇合成，降低血清胆固醇含量，适合血脂异常患者食用。

祛痘：磨细的绿豆粉，用蛋清、蜂蜜调和，敷在脸上做面膜可以祛痘，收毛孔。

适合这些人群吃

☑ 高血压

☑ 高脂血症

☑ 糖尿病

☑ 上火

☑ 冠心病心绞痛

这些人群限制吃

☑ 脾胃虚弱

☑ 腹泻

☑ 腹胀

变"废"为宝
生豆芽后留下的绿豆皮可以洗净晾干，做成药枕。

 YES 👍 **适宜搭配**

薏米
改善肤质，还有治疗脚气病的功效

 槐花＋荷叶
去脂降压、清暑解毒、清热平肝

 南瓜
对夏季伤暑、身热口渴有食疗功效

 海带
降血脂

NO 👎 **食物相克**

 温补药
绿豆会降低温补类药物的药效

 狗肉
会引起腹胀

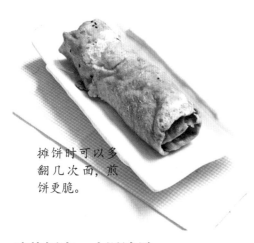

摊饼时可以多翻几次面，煎饼更脆。

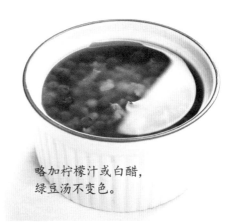

略加柠檬汁或白醋，绿豆汤不变色。

清热解毒、止渴消暑
绿豆鸡蛋煎饼

▶ 原料 ◀

绿豆粉 50克

小米粉 30克

鸡蛋 1个

油、大酱或香辣酱、腐乳、葱花、黑芝麻 各适量

▶ 做法 ◀

1.绿豆粉、小米粉加水和成面糊，大酱或香辣酱加少许水稀释，腐乳捣碎加水搅成腐乳酱。

　用筷子挑起面糊，有了橡皮筋一样很劲道的感觉就可以上锅摊煎饼了。

2.平底锅表面擦上油，将面糊倒于锅中，用刮板摊平，待薄饼表面凝固时，打上一个鸡蛋，用刮板摊平，撒少许黑芝麻。

　火一定不要大，以防煳锅。

3.将饼翻面，用刷子先刷一层大酱或香辣酱，再刷少许腐乳酱，撒上葱花，卷起来即可。

增强机体免疫功能
绿豆汤

▶ 原料 ◀

绿豆 80克

冰糖 少许

▶ 做法 ◀

1.绿豆洗净，与足量水一同放入锅中，大火煮开后，改小火熬煮至豆皮开始脱落。

2.放入适量冰糖熬煮，煮至绿豆熟烂即可。

　在煮绿豆汤过程中，最好不要总是打开锅盖翻搅，以及中途加水，这样做很容易使绿豆汤变色。

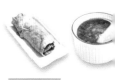

黑豆 **清洁血管，促进血液循环**

黑豆中的钾能够促进排除人体多余的钠，皂苷可清洁血管，促进血液循环，对高血压、高脂血症患者十分有益。黑豆中的钙、镁等矿物质能缓解内脏平滑肌，扩张血管，缓解高血压。黑豆中的不饱和脂肪酸不会沉积在血管壁上，还可降低血液中胆固醇和甘油三酯。另外，黑豆中的植物固醇，可抑制人体吸收胆固醇，降低血液中胆固醇含量。

真的黑豆剥开豆衣是白色。

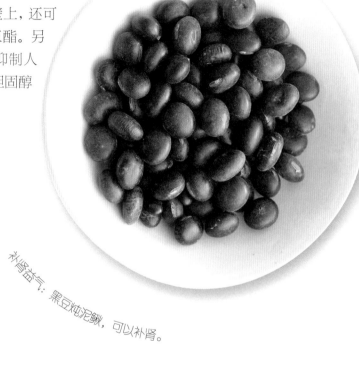

补肾益气：黑豆炖泥鳅，可以补肾。

适合这些人群吃

☑ 动脉粥样硬化

☑ 高脂血症

☑ 高血压

☑ 糖尿病

☑ 便秘

这些人群限制吃

☑ 儿童

☑ 肠胃功能不良

☑ 腹胀

变"废"为宝
黑豆打豆浆之后的豆渣可以炒着食用。

YES 👍 **适宜搭配**

海带
有活血、利水、解毒的功效

谷类
营养更均衡

红糖
滋补肝肾、活血行经，常吃有美容乌发的作用

NO 👎 **食物相克**

厚朴
易引发食物中毒

蓖麻子
易引发食物中毒

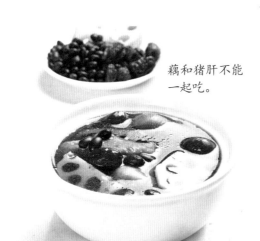

藕和猪肝不能一起吃。

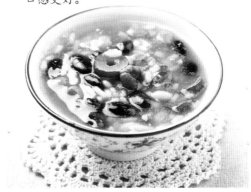

食材浸泡后容易熟，粥的黏稠度和口感更好。

滋养肝肾、养血益精
黑豆藕鸡汤

▶原料◀

母鸡 1只　　黑豆 15克
红枣(干) 12克　　藕 500克
盐、葱、姜、料酒 各适量

▶做法◀

1.鸡洗净去内脏，藕去皮切片，红枣洗净去核，姜切片，葱切段。

2.将用水泡过的黑豆放入锅里大火干炒，炒至豆皮裂开后立刻放入水里洗去浮皮。

3.将鸡放入开水锅里加入料酒余去腥味，捞出放进水里洗净。

4.鸡再放入开水锅里，加葱段、姜片、黑豆、红枣、藕块及适量盐，大火煮开。

　◎ 水要加足，不要中途再续水。

5.开锅后改用小火炖90分钟左右即可食用。

滋阴补肾、健脾开胃
杂豆糯米粥

▶原料◀

核桃 2个
红枣 7枚
花生米、大豆、黑豆 各14颗
糯米 50克

▶做法◀

1.核桃去壳；红枣洗净去核；花生米、大豆、黑豆洗净，一起用温水浸泡半小时。

　◎ 核桃去皮，碾碎后口感会更好。

2.糯米用凉水浸泡半小时后，开水下锅，大火烧开转小火。

3.放入其他食材，熬熟即可。

忌 面包 脂肪高、钠含量高

面包是高筋面粉经过烘制而成的。为了有更好的口感，面包制作过程中可能加入了奶酪、奶油、黄油等多种油脂成分，含有较高的饱和脂肪酸。一些面包中还含有较高的盐、糖，这些成分也不宜于高血压、高脂血症患者稳定病情。

不过，也有一些口味清淡，没有添加多种脂肪的面包，如全麦面包、谷物面包、牛奶切片面包等。这些面包含有较多膳食纤维，且饱和脂肪酸较少，"三高"人群可选择这类面包食用。

"三高"人群可食全麦面包。

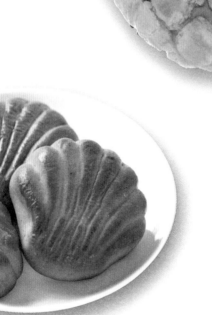

"三高"人群吃月饼易致病情恶化。

忌 月饼 热量高、糖高、脂肪高

月饼饼皮中多含有黄油，而其馅料中又有大量的糖分，不利于"三高"人群食用。一块中等大小的月饼，其所含的热量可抵2碗米饭，脂肪可抵600~900毫升全脂牛奶中的脂肪含量。吃月饼会增加体内脂肪含量，也会立即提高血液中的血糖水平，不利于"三高"人群各项指标控制。

方便面 **热量高、油脂高、钠含量高**

大部分方便面都采用油炸的方法对面块进行干燥，因此方便面油脂含量高，并含有大量添加剂，容易引起血压、血脂升高。

此外，为了保证方便面的口感，方便面中的调料包中往往含有大量盐，油料包中的肉、咸菜等也都是腌制的。而且大多数人在食用方便面的同时，习惯搭配咸菜、火腿等腌熏制品，更大大地增加了钠元素的摄入，这些都不利于"三高"人群健康。

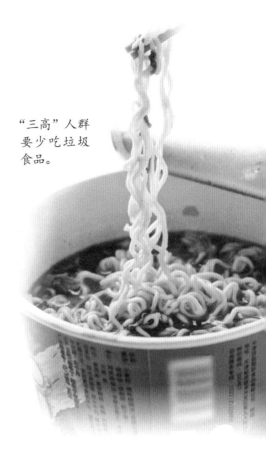

"三高"人群要少吃垃圾食品。

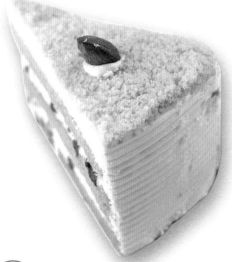

对于"三高"人群来说，无糖蛋糕也要少吃。

 奶油蛋糕 **高糖、高热量**

奶油蛋糕是以面粉、鸡蛋为原料，加入大量奶油和糖制作而成。面粉中淀粉会转化为葡萄糖，而且鸡蛋中含量较高的胆固醇，以及奶油中大量的油脂都会提高血液中的血脂水平，这对"三高"人群控制血压、血脂、血糖水平是非常不利的。

此外，奶油蛋糕的奶油含有大量反式脂肪酸，而反式脂肪酸与心脑血管疾病有直接关系，过量反式脂肪酸的摄入，会直接导致血脂升高。

肉蛋

宜 鸡肉 降低低密度脂蛋白胆固醇

鸡肉中含有丰富的B族维生素，有利于消除疲劳、促进代谢、预防心血管疾病。鸡肉所含的磷脂，可乳化血液中的脂肪和胆固醇，使其排出体外。鸡肉中含有不饱和脂肪酸，能够降低对人体健康不利的低密度脂蛋白胆固醇。鸡肉中含有丰富的骨胶原蛋白，具有强化血管、肌肉、肌腱的作用。

肾病患者少吃鸡肉。

适合这些人群吃

☑ 高脂血症

☑ 高血压

☑ 糖尿病

☑ 孕妇

☑ 产妇

☑ 老人

这些人群限制吃

☑ 感冒发热

☑ 内火偏旺

☑ 痰湿偏重

☑ 胆囊炎

☑ 热毒疖肿

健脾养胃：将栗子和老母鸡一起炖汤，有利于人体对鸡肉营养成分的吸收。

变"废"为宝

较大较长的鸡毛可以洗净扎毽子，既能娱乐又能健身。

YES 适宜搭配

木耳
有益气润肺、凉血止血、降脂减肥的功效

青椒
能消除疲劳、减轻压力、预防动脉粥样硬化

蘑菇
清脂、提高免疫力

NO 食物相克

糯米
会引起身体不适

鲍鱼
影响消化吸收

便秘者少吃山药。

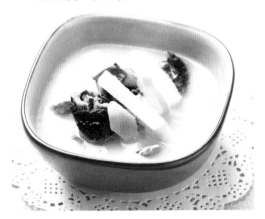

鸡肉不要炒太久，以保证鲜嫩。

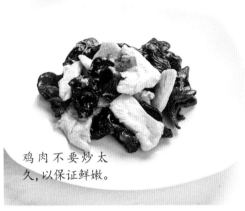

滋养肝肾、养血益精

山药炖乌鸡

▶ 原料 ◀

乌鸡	400 克
山药	200 克

盐、葱、姜、料酒、八角、花椒、香叶、丁香、陈皮、肉蔻　各适量

▶ 做法 ◀

1.乌鸡剁好放滚水中氽烫，捞出，用凉水冲净去腥；山药去皮、切成条。

　山药的黏液容易引起过敏，最好戴手套。

2.锅中倒入 1500 毫升水，放入乌鸡块、葱、姜及料酒、盐以外的各种调料。

3.开锅后淋上料酒，改小火炖 1 个小时左右，加山药段、盐，再以中火继续炖 10 分钟至山药熟即可。

　炖鸡时放两颗山楂可以使鸡肉更容易软烂，并可以消除油腻。

滋阴补肾、健脾开胃

鸡肉炒木耳

▶ 原料 ◀

干木耳	10 克
鸡胸肉	150 克

油、盐、姜片　各适量

淀粉　少许

▶ 做法 ◀

1.干木耳泡发，去蒂，洗净，撕成小片；鸡胸肉洗净，切片。

　干木耳最好使用凉水泡发，口感更好。

2.锅置火上，倒油烧热，放入鸡片、姜片翻炒，待鸡肉变色，下木耳片爆炒。

3.调入盐翻炒片刻，加少许水，调水淀粉勾芡即可。

宜 牛肉 预防动脉粥样硬化

牛肉中富含蛋白质，含脂肪和胆固醇比较低，适合肥胖者、高血压、血管硬化、冠心病患者食用。牛肉中的维生素 B_6 可增强人体免疫力，促进蛋白质合成代谢，维持血压、血脂正常。牛肉中的锌含量很高，可减少胆固醇在人体内的蓄积，防止动脉粥样硬化。而且牛肉中也富含镁，能促进心血管健康，预防心脏病。

新鲜牛肉质地坚实有弹性，肉色呈鲜红色。

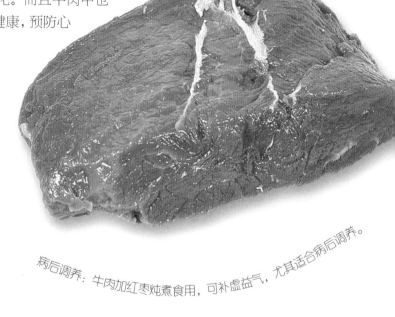

适合这些人群吃

- ☑ 术后
- ☑ 病后
- ☑ 体虚
- ☑ 贫血
- ☑ 糖尿病
- ☑ 心脏病

病后调养：牛肉加红枣炖煮食用，可补虚益气，尤其适合病后调养。

这些人群限制吃

- ☑ 感染性疾病
- ☑ 肝病
- ☑ 肾病

变"废"为宝
牛较老的肉皮可以做成肉皮冻食用，能够补充胶原蛋白。

YES 👍 适宜搭配

土豆
可保护胃黏膜

洋葱
消除疲劳、健体提神

青椒
能消除疲劳、减轻压力、预防动脉粥样硬化

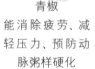

芹菜
有降低血压、调整血脂的作用

NO 👎 食物相克

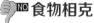

韭菜
易上火，导致牙龈炎、口疮等症状

切牛肉时要逆着肉的纹路切，口感更嫩。

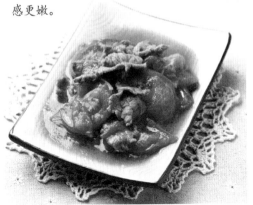

牛肉切好放调料腌制半小时，味道更佳。

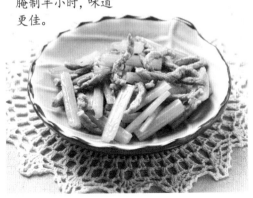

清热解毒、降低血压

番茄炒牛肉

▶ 原料 ◀

牛里脊肉	60 克
番茄	250 克
姜、盐、白糖、油	各适量

▶ 做法 ◀

1. 番茄洗净，切片；牛肉洗净，切片，用盐腌制备用；姜刮皮，洗净切丝。

◎ 番茄最好选择成熟度高的，味道更好。

2. 起油锅，下姜丝、牛肉片炒至七成熟，取出备用。

3. 另起油锅，下番茄片，用盐、白糖调味，加入牛肉片炒至熟烂即可。

◎ 牛肉的肌肉纤维较粗糙，不易消化，所以最好多炒一会儿或炖烂再吃，并且一次不宜多吃。

软化血管、降低血脂和胆固醇

芹菜炒牛肉

▶ 原料 ◀

牛肉	100 克
芹菜	150 克
油、盐、姜丝、料酒	各适量

▶ 做法 ◀

1. 牛肉洗净，切丝；芹菜去叶，洗净，切段。

◎ 鲜嫩的芹菜叶可以适量保留。

2. 锅置火上，倒油烧热，下牛肉丝、姜丝翻炒，烹入料酒，翻炒至牛肉丝完全变色。

3. 下芹菜段继续翻炒，调入盐，炒至牛肉丝熟烂即可。

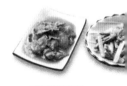

宜 鸭肉 降胆固醇，维持体重

鸭肉中的蛋白质、维生素 A 和维生素 D，可协同钙等其他元素，起到强化骨骼、平衡体质的作用，并改善因"三高"而引起的视力问题。鸭肉还含有丰富的烟酸，对"三高"造成的心脑血管疾病具有食疗作用；鸭肉及鸭肫含有维生素 E 和丰富的B 族维生素，可抗氧化。《本草纲目》中也记载，鸭肉主大补虚劳，有"利小便，除水肿"的功效，对糖尿病患者也有益。

鸭蹼有弹性的鸭肉较新鲜。

除水肿：鸭肉与芡实合用，有滋阴养胃、健脾利水的功效，可用于糖尿病脾虚水肿。

适合这些人群吃

- ☑ 上火
- ☑ 高血压
- ☑ 高脂血症
- ☑ 糖尿病
- ☑ 肥胖

这些人群限制吃

- ☑ 素体虚寒
- ☑ 腹泻清稀
- ☑ 腰痛
- ☑ 寒性痛经
- ☑ 慢性肠炎

变"废"为宝

烤鸭、盐水鸭的鸭架可以用来做汤。

YES 适宜搭配

山药
健脾止渴，固肾益精

荸荠
清热补虚

海带
软化血管，降低血压，缓解心脏病

NO 食物相克

核桃
会降低彼此的营养价值

豌豆
豌豆中的植酸会降低鸭肉的营养价值

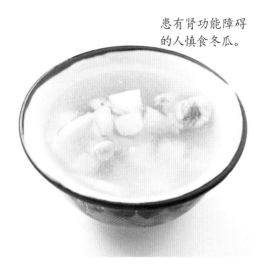

患有肾功能障碍的人慎食冬瓜。

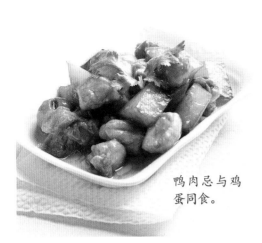

鸭肉忌与鸡蛋同食。

补心脾、益气血
土豆桂圆烧鸭

▶ 原料 ◀

鸭肉　150 克

土豆块　200 克　桂圆肉　3~5 颗

油、盐、酱油、料酒、姜片、葱段、大料、胡椒粉　各适量

▶ 做法 ◀

1.鸭肉洗净，切块，入沸水中余烫 5 分钟，捞出，冲去血沫。

2.鸭肉块用酱油、盐、料酒、姜片、葱段腌制 30 分钟。

◎ 姜片、料酒可以去除鸭肉的腥味。

3.锅置火上，倒油烧热，下腌好的鸭肉块和姜片翻炒，下土豆块，调入大料、胡椒粉，翻炒至颜色均匀，倒入腌鸭肉的汁，加适量水，放桂圆肉，大火煮开，转小火烧至鸭肉熟烂。

4.用大火收汁，调入少许盐即可。

利水消痰、养胃生津
鸭肉冬瓜汤

▶ 原料 ◀

鸭肉　100 克

冬瓜　200 克

盐、姜、料酒　各适量

▶ 做法 ◀

1.鸭肉洗净，斩块，入沸水中余烫 5 分钟左右，捞出，冲掉表面血沫；冬瓜去皮、瓤，切片；姜切片。

◎ 冬瓜皮可以洗净保留一点，清火效果更加明显。

2.砂锅中放适量水，下鸭肉块、姜片，大火煮开后，调入少许料酒，改小火煲至鸭肉熟烂。

3.放入冬瓜片煮至冬瓜熟，调入少许盐即可。

鸡蛋 改善血清脂质

鸡蛋中蛋白质、脂肪含量虽然高，但蛋白质多为优质蛋白，脂肪中饱和脂肪酸含量较少，对"三高"水平影响不大。鸡蛋黄中丰富的卵磷脂，有助于增加高密度脂蛋白，促进血液循环，将低密度脂蛋白带出血管组织。鸡蛋中的蛋白质、维生素还对肝脏组织损伤有修复作用，卵磷脂也有助于肝细胞再生，可缓解因"三高"给肝脏带来的伤害。鸡蛋几乎含有人体所需要的所有营养物质，建议每天吃半个到一个鸡蛋。

优质鸡蛋蛋壳粗糙，有分量。

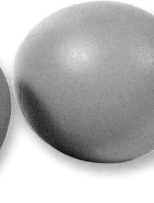

适合这些人群吃

☑ 蛋白质缺乏

☑ 体虚

☑ 糖尿病

☑ 高脑力劳动者

这些人群限制吃

☑ 高热

☑ 腹泻

☑ 肝炎

☑ 肾炎

☑ 胆囊炎

☑ 冠心病

缓解眩晕头痛：鸡蛋和芥菜一同炒食或做成汤食用。

变"废"为宝

可以在较为完整的蛋壳上面绘画做成装饰品。

YES 👍 适宜搭配

韭菜
可起到补肾、行气、止痛的功效

苦瓜
有利于骨骼、牙齿及血管的健康

百合
可滋阴润燥

菠菜
可预防贫血、保护视力

NO 👎 食物相克

红薯
腹痛

柿子
易引发腹泻、结石

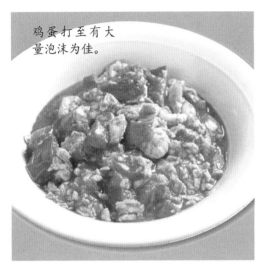

鸡蛋打至有大量泡沫为佳。

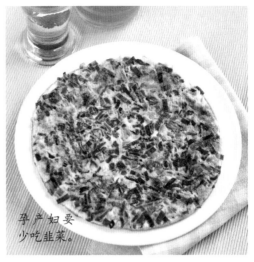

孕产妇要少吃韭菜。

健胃消食、降低血压
番茄炒鸡蛋

▶ 原料 ◀

番茄　500 克

鸡蛋　2 个

油、葱花、盐、白糖　各适量

▶ 做法 ◀

1.番茄洗净，去蒂，切成块。

2.鸡蛋打入碗内，加盐少许搅匀，用热油炒散，盛出备用。

　　鸡蛋中可以加少量水，炒熟的鸡蛋会更嫩。

3.油锅烧热后，爆香葱花，放入番茄块，炒出汁液后加鸡蛋炒匀，加入盐、白糖，拌匀即成。

补肾温阳、散瘀活血
韭菜鸡蛋饼

▶ 原料 ◀

韭菜　200 克

鸡蛋　2 个

油、盐　各适量

▶ 做法 ◀

1.韭菜择洗干净，控干水分，切成 0.5 厘米左右的小段。

2.鸡蛋打入韭菜段中，调入少许盐，搅拌均匀。

3.锅置火上，倒油烧热，倒入韭菜鸡蛋液，待蛋饼成形时，翻面，直至两面金黄即可。

　　煎蛋饼时要用小火，以防将蛋饼煎糊。

香肠 高热量、高脂肪、高钠

香肠是高盐食物，每 100 克香肠中钠含量高达 2300 多毫克。虽然香肠中钾、磷含量也较高，但高钾、高磷所带来的好处远不及高钠对"三高"人群身体的伤害。香肠中碳水化合物、脂肪、蛋白质等含量都较高，进入身体后，产生大量热量，不利于糖尿病患者控制血糖水平。

此外，香肠在制作过程中还会加入色素、防腐剂等物质，大量食用，也不利于健康。

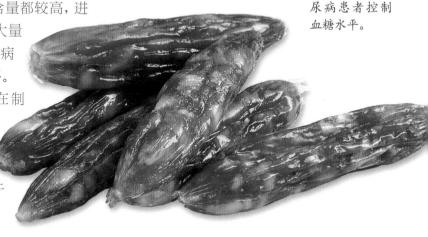

香肠不利于糖尿病患者控制血糖水平。

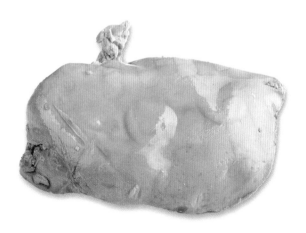

过多食用鹅肝会加大患高脂血症的危险。

 鹅肝 高胆固醇

鹅肝中含有丰富的维生素 A，这对因"三高"而出现的视力下降有很好的食疗效果。不过，鹅肝中高胆固醇对人体带来的伤害，抵消了其含有的高维生素 A 所带来的益处。每 100 克鹅肝中含有胆固醇 285 毫克，过多食用会大大增加得高脂血症的风险，同时也可能导致动脉粥样硬化、冠心病等心血管疾病。

猪蹄 **高热量、高脂肪**

　　猪蹄中富含的胶原蛋白，在烹调过程中可转化成明胶，从而改善机体生理功能和皮肤组织细胞的储水功能，防止皮肤过早褶皱，延缓皮肤衰老。但是，猪蹄中的蛋白质质量较差，同时脂肪和胆固醇含量高，长期食用或大量食用会提升"三高"人群的血压、血脂、血糖，加重"三高"症状。

　　此外，由于猪蹄中含有大量脂质，不易消化。消化功能弱，以及有发热症状或郁热体质的人群，也不宜多食。

长期吃猪蹄会加重"三高"症状。

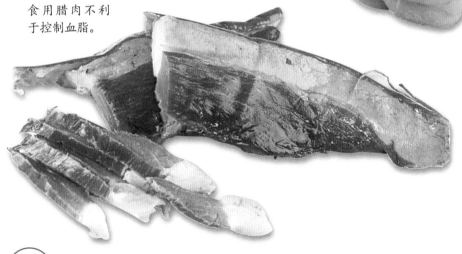

食用腊肉不利于控制血脂。

 腊肉 **高脂肪、高钠**

　　腊肉的脂肪含量高，以饱和脂肪酸为主，并在制作过程中发生了一定程度的氧化，对高脂血症患者的血脂控制不利。在制作过程中，肉中的很多维生素和微量元素被破坏，造成营养成分丢失。

　　另外，腊肉中钠含量超过一般猪肉钠含量的十几倍，故高血压、高脂血症患者不宜食用。

菌菇

宜 香菇 预防血管硬化

香菇中所含的香菇多糖可降低人体血脂，起到预防血管硬化的作用，还可预防肝硬化等疾病。香菇中所含的核酸类物质和香菇素，能够抑制体内胆固醇上升，起到降胆固醇、降血脂、降压、预防动脉粥样硬化的作用。另外香菇中的膳食纤维还能减少肠道对胆固醇的吸收。

色深黏滑、菌褶有褐斑的香菇不宜食用。

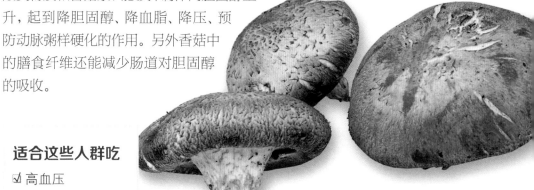

适合这些人群吃

- ☑ 高血压
- ☑ 高脂血症
- ☑ 癌症
- ☑ 肝硬化
- ☑ 心脏病

这些人群限制吃

- ☑ 脾胃寒湿
- ☑ 气滞
- ☑ 皮肤瘙痒病
- ☑ 痛风

炒香菇前，建议先用开水煮熟，以免香菇未熟引起中毒。

变"废"为宝

泡发香菇的水不要丢弃，可以勾芡时使用。很多营养物质都溶在水中。

 适宜搭配

莴苣
利尿通便、降脂降压

西蓝花
利肠胃、壮筋骨

豆腐
可降低胆固醇

胡萝卜
补气养胃

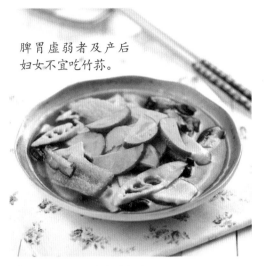

脾胃虚弱者及产后妇女不宜吃竹荪。

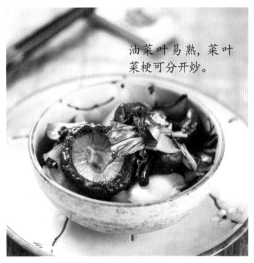

油菜叶易熟，菜叶菜梗可分开炒。

滋补强壮、益气补脑
红炖竹荪

▶ 原料 ◀

水发竹荪　150 克

水发香菇、笋片、火腿片　各 50 克

高汤、盐、黄酒、酱油、油、香油、淀粉　各适量

▶ 做法 ◀

1.竹荪切去两头洗净，切成段待用；将水发香菇去杂质，洗净切厚片。

　◎ 香菇只有在 80℃左右的热水中浸泡时，才能分解出具有香菇独特鲜味的物质。

2.炒锅上火，加油，将竹荪段、香菇片、笋片一起下锅略炒片刻。

3.烹入黄酒，加酱油、盐、少许高汤炒一会，再加适量高汤烧沸后，改为小火焖至竹荪段熟而入味。

4.调水淀粉，勾芡，淋上香油拌匀，装入盘内，上放火腿片即成。

解毒消肿、降低血脂
香菇炒油菜

▶ 原料 ◀

新鲜香菇　150 克

油菜　200 克

油、姜丝、盐　各适量

▶ 做法 ◀

1.香菇去蒂，洗净；油菜洗净。

　◎ 如果香菇比较干净，则只要用水冲净即可，这样可以保存香菇的鲜味。

2.锅置火上，倒油烧热，放姜丝炒香，下香菇、油菜翻炒，调入盐，翻炒至香菇、油菜熟即可。

宜 猴头菇 促降胆固醇、修复胃黏膜

挑选黄色毛短、长得饱满的猴头菇。

猴头菇是一种低脂肪，富含矿物质和维生素的菌类食品，可促进新陈代谢，排出体内多余脂肪，保持血压稳定。另外，其所含的猴头菇多糖，对高血糖等心脑血管疾病有防治作用，并可修复胃黏膜，提高机体耐缺氧能力，提高免疫力。

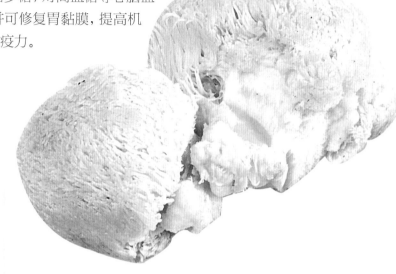

适合这些人群吃

☑ 低免疫力人群

☑ 高脑力劳动者

☑ 食少便溏

☑ 胃及十二指肠溃疡

☑ 神经衰弱

☑ 食道癌

☑ 胃癌

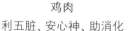

抑制肿瘤：猴头菇、白花蛇舌草、藤梨根各60克，加水煎汤服。

这些人群限制吃

☑ 菌物食品过敏

变"废"为宝
猴头菇如果泡发过多，可以留一小块泡水或煮水喝，可加少许蜂蜜。

YES 👍 适宜搭配

鸡肉
利五脏、安心神、助消化

虾仁
补钙、催乳

白术
活血滋补

胡萝卜
修复胃黏膜

NO 👎 食物相克

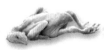

野鸡肉
易导致出血

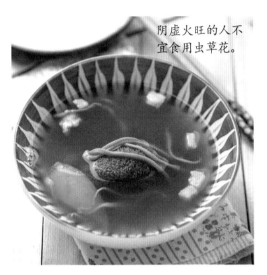

阴虚火旺的人不
宜食用虫草花。

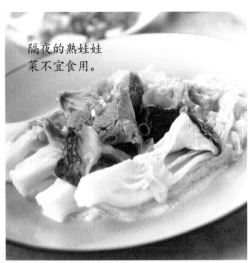

隔夜的熟娃娃
菜不宜食用。

助消化、滋补身体
虫草花猴头菇咸肉汤

▶ 原料 ◀

猴头菇	3 朵		
虫草花	5 克	芡实	10 克
咸肉	50 克	姜片	4 片

▶ 做法 ◀

1. 猴头菇用凉水泡发 1 小时，芡实和虫草花用凉水泡 10 分钟。

2. 用手把猴头菇里的黄水尽量挤干，以免汤中有苦味。

◎ 烹制时加入料酒或白醋可以中和一部分猴头菇本身带有的苦味。

3. 咸肉切成丁。

◎ 切成薄片也可以。

4. 把所有的煲汤食材放入砂锅中，倒入足量的水放到炉灶上煮开。

5. 开锅后撇掉浮沫，后放入姜片，转小火煲 2 小时即可。

◎ 猴头菇软烂如豆腐时营养成分才能完全析出。

促进血液循环、降低胆固醇
猴头菇娃娃菜

▶ 原料 ◀

猴头菇、香菇	各 30 克
娃娃菜	100 克
高汤、盐	各适量

▶ 做法 ◀

1. 猴头菇、香菇洗净，泡至松软。

◎ 猴头菇适宜用水泡发而不宜用醋泡发。

2. 娃娃菜洗净切块。

3. 将猴头菇、香菇和娃娃菜块放入高汤中炖煮，煮熟后加盐即可。

宜 金针菇 抑制血压、血脂升高

金针菇是一种低热量、低脂肪的植物，富含膳食纤维、氨基酸和微量元素。膳食纤维可吸附肠道中的胆汁酸，并排出体外，也可调节体内脂肪水平，从而降低胆固醇。金针菇含有的香菇素也有降低胆固醇的作用。金针菇中的钾可抑制血压升高，防治高血压，所以金针菇适合高血压、高脂血症患者食用。金针菇中氨基酸和有机锌含量高，对促进智力发育、增强记忆力大有裨益。

吃前一定要煮熟。

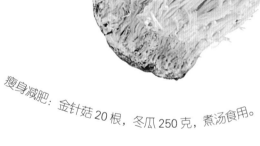

适合这些人群吃

☑ 气血不足

☑ 营养不良的老人

☑ 儿童

☑ 癌症

☑ 肝脏病

☑ 胃、肠道溃疡

☑ 心脑血管疾病

这些人群限制吃

☑ 脾胃虚寒

☑ 慢性腹泻

☑ 关节炎

☑ 红斑狼疮

瘦身减肥：金针菇 20 根，冬瓜 250 克，煮汤食用。

变"废"为宝
金针菇剪掉的根可以做花肥使用。

YES 适宜搭配

油菜
预防大肠癌和胃癌

西蓝花
防癌抗癌

豆腐
增加抵抗力

胡萝卜
修复胃黏膜

NO 食物相克

驴肉
导致心痛

牛奶
导致不良

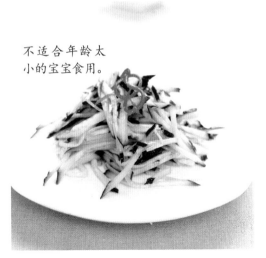

不适合年龄太小的宝宝食用。

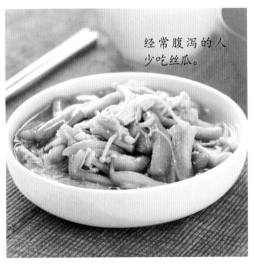

经常腹泻的人少吃丝瓜。

促进新陈代谢、降低血脂
凉拌金针菇

▶ 原料 ◀

金针菇　200 克

黄瓜　1 根

白糖、蒜、红椒、小葱、橄榄油、香醋、盐　各适量

▶ 做法 ◀

1.用剪刀剪去金针菇的根蒂部分，冲洗干净；红椒去子切细丝；黄瓜切丝。

　◎ 较长的金针菇可以从中间剪开，以方便食用。

2.锅中加水，加 1 勺盐，烧开后下入金针菇和红椒丝，煮 1 分钟，关火。

　◎ 金针菇很易熟，时间煮长了反而容易塞牙。

3.将金针菇和红椒丝浸入准备好的凉开水中，待金针菇冷却后，捞起，沥干。

4.蒜和小葱切末，加 1 勺香醋，1 勺橄榄油，少许糖拌均匀，备用。

5.在金针菇、红椒丝、黄瓜丝中加调好的汁拌均匀即成。

滋阴补肾、健脾开胃
丝瓜炒金针菇

▶ 原料 ◀

丝瓜、金针菇　各 100 克

油、盐、淀粉　各适量

▶ 做法 ◀

1.丝瓜洗净切段，用盐略腌。

　◎ 切好的丝瓜用盐腌一下可以避免发黑。

2.金针菇洗净，略焯一下，捞出沥干。

3.锅中放油烧热，倒丝瓜段快速翻炒，再放金针菇同炒，用盐调味。

4.出锅前用淀粉勾芡，炒匀即可。

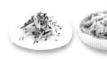

宜 木耳 清肠胃、抗血小板聚集

优质的木耳朵形匀称，且卷曲少。

木耳中的钾含量丰富，不仅可以促使体内多余的钠排出体外，还可扩张血管，降低血压。木耳中的可溶性膳食纤维具有较强的吸附作用，有利于排出胆固醇和有害物质，对高血压、高脂血症等病症有良好的食疗作用。木耳中含有的木耳多糖和腺苷类可抗凝血、抗血小板聚集，阻止胆固醇沉积。木耳多糖还具有一定的修复胰岛素 B 细胞，增加胰岛素的分泌而使血糖降低的作用。

适合这些人群吃

- ☑ 心脑血管疾病
- ☑ 结石症
- ☑ 缺铁
- ☑ 糖尿病
- ☑ 高血压
- ☑ 高脂血症
- ☑ 肝病

这些人群限制吃

- ☑ 出血性疾病
- ☑ 腹泻
- ☑ 孕妇

清胃涤肠：木耳可以把残留在人体消化系统内的杂质吸附集中起来排出体外。

变"废"为宝

碎木耳焙干研末，和白糖等量混合，用水调和成糊可以治疗诸疮溃烂。

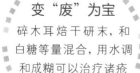

YES 适宜搭配

豆腐
能降低血液中的胆固醇

藕
清热凉血、滋阴补血

鲫鱼
能温中补虚、利尿润肠和抗衰老

洋葱
降低血脂、瘦身

NO 食物相克

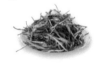

茶
会降低人体对铁的吸收

田螺
不利于消化

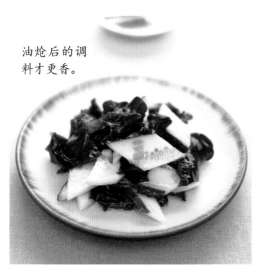

油炝后的调料才更香。

益气强身、滋肾养胃
凉拌木耳

▶ 原料 ◀

干木耳　20 克

黄瓜　50 克

油、盐、花椒　各适量

▶ 做法 ◀

1. 干木耳泡发，去蒂，撕成小朵后，放入沸水中煮 3~5 分钟；黄瓜洗净切片。

　　◎ 泡发干木耳应用温水，也可以用米汤泡发，令木耳肥大松软，味道鲜美。

2. 锅置火上，倒油烧热，改小火，放花椒爆香后，关火，用干筷子拣出花椒。

3. 将花椒油淋于木耳上，放入黄瓜片，加少许盐调味即可。

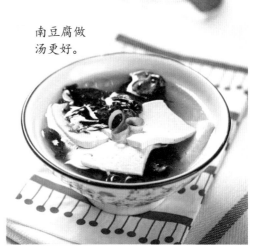

南豆腐做汤更好。

补气活血、降低胆固醇
木耳豆腐汤

▶ 原料 ◀

干木耳　25 克

豆腐　200 克

盐　少许

鸡汤　1 碗

▶ 做法 ◀

1. 将干木耳泡发后洗净，豆腐切成片，备用。

　　◎ 豆腐用盐水泡一下不容易碎。

2. 将豆腐片与木耳加入鸡汤，放盐一起炖10 分钟，即可食用。

饮品

宜 脱脂牛奶 稳定情绪，降低血压

脱脂牛奶中的钙、镁等矿物质，可稳定情绪，降低血压。优质蛋白质能增强血管弹性，降低心肌张力，起到保护心脏功能的作用。脱脂牛奶中含有丰富的乳清酸，既能抑制胆固醇在血管壁上沉积，又可抑制胆固醇合成酶的活性，减少胆固醇的产生。

不要空腹喝。

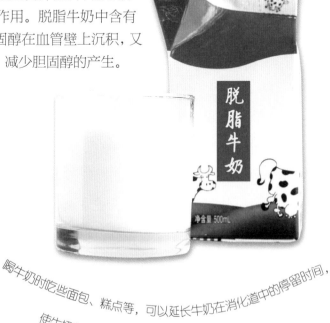

适合这些人群吃

☑ 老年人

☑ 高血压

☑ 高脂血症

☑ 肠胃病

☑ 动脉粥样硬化

这些人群限制吃

☑ 缺铁性贫血

☑ 乳糖酸缺乏症

☑ 胆囊炎急性期

☑ 胰腺炎急性期

喝牛奶时吃些面包、糕点等，可以延长牛奶在消化道中的停留时间，使牛奶营养得到充分消化吸收。

变"废"为宝
过了保质期还没变质的牛奶可以用来做面膜、泡澡。

YES 👍 适宜搭配

黑豆
更好地吸收牛奶中的维生素 B_{12}

木瓜
美容养颜

草莓
美容补血

NO 👎 食物相克

菠菜
引起腹泻

金针菇
导致消化不良

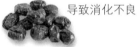

红枣
影响蛋白质的吸收

绿茶 防止血液凝固和血小板聚集

午后喝绿茶，减轻肝火旺盛症状。

绿茶中的儿茶素可降低血浆中的总胆固醇、游离胆固醇、低密度脂蛋白和甘油三酯含量，还可舒张血管，从而达到降压目的。绿茶中的黄酮醇类物质有抗氧化作用，可防止血液凝固和血小板聚集。绿茶中的茶碱可活化蛋白质激酶和甘油三酯解脂酶，减少脂肪堆积。其中的维生素可清除对人体有害的自由基，达到降血脂、防治动脉粥样硬化的目的。绿茶中的茶氨酸还具有镇静、降低血压的作用。

清新口气：取几根茶叶直接在口中嚼食即可。

适合这些人群吃

☑ 高血压

☑ 高脂血症

☑ 冠心病

☑ 动脉粥样硬化

☑ 糖尿病

☑ 醉酒者

这些人群限制吃

☑ 发烧者

☑ 尿结石

☑ 孕妇

☑ 哺乳期

☑ 经期女性

☑ 贫血

☑ 神经衰弱

☑ 失眠

变"废"为宝
泡过茶的茶叶梗可以用来装枕头。

YES 适宜搭配

桂圆
补血清热、补充叶酸、预防贫血

红枣
有补气、改善肠胃功能的作用

决明子
减肥消脂

NO 食物相克

水果
绿茶中茶碱、鞣酸会加速水果中维生素 C 的沉淀，不利于营养吸收

枸杞子
绿茶吸附枸杞子中的微量元素，不利于营养成分吸收

宜 酸奶 助消化、预防改善心脑血管病

酸奶含有多种酶，促进消化吸收。保护肠胃，维护肠道菌群生态平衡，抑制有害菌对肠道的入侵。酸奶中富含钙、磷、钾，这些矿物质可维持正常心跳，调节血压。酸奶中的乳酸钙容易被人体吸收，有预防和改善心脑血管疾病的作用。酸奶中的乳酸菌及其菌体碎片、乳清蛋白等成分，能够清除体内胆固醇和甘油三酯，起到降低血脂的作用。

饭后30分钟到2个小时之间喝酸奶最佳。

适合这些人群吃

☑ 便秘
☑ 高胆固醇血症
☑ 动脉粥样硬化
☑ 冠心病
☑ 脂肪肝
☑ 癌症

这些人群限制吃

☑ 胃肠道手术后
☑ 急性肠炎腹泻
☑ 不明原因肠道疾病

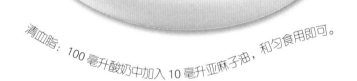

清血脂：100毫升酸奶中加入10毫升亚麻子油，和匀食用即可。

变"废"为宝

过了保质期但没变质的酸奶可以加些葡萄酒和蜂蜜做成面膜。

YES 适宜搭配

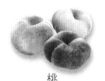

桃
营养更全面

苹果
有效改善动脉粥样硬化

蓝莓
壮骨，增加免疫力

宜 豆浆 好消化，易吸收

豆浆中的钾和镁元素，可影响体内钠的含量，防止由高钠引起的血压升高。豆浆所含的植物蛋白和磷脂，可降低胆固醇的吸收，并使之排出体外，保护心血管健康。其中的 B 族维生素，可促使碳水化合物作为能量被消耗掉，辅助能量代谢，减少脂肪堆积。而其中的烟酸，可降低胆固醇含量，促进血液循环。

不要用保温瓶储存豆浆。

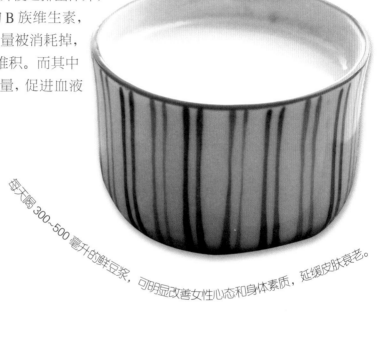

每天喝 300~500 毫升的鲜豆浆，可明显改善女性心态和身体素质，延缓皮肤衰老。

适合这些人群吃

- ☑ 高血压
- ☑ 动脉粥样硬化
- ☑ 缺铁性贫血
- ☑ 气喘
- ☑ 更年期女性

这些人群限制吃

- ☑ 急性胃炎
- ☑ 慢性浅表性胃炎
- ☑ 胃溃疡
- ☑ 痛风
- ☑ 肾结石

变"废"为宝

打豆浆剩下的豆渣可以加点绿豆面和鸡蛋做成煎饼。

YES 适宜搭配

大米
可使血管保持柔软，并能降血压

牛奶
补充钙及脂溶性维生素，营养更均衡

杏仁
润燥清肺

NO 食物相克

红糖
不利于营养的吸收

山竹
会导致身体不适

宜 葡萄酒 降血脂、抑制血小板凝集

葡萄酒能使血中的高密度脂蛋白升高，而高密度脂蛋白的作用是将胆固醇从肝外组织转运到肝脏进行代谢，所以能有效地降低血液中胆固醇含量，防治动脉粥样硬化。不仅如此，葡萄酒中的多酚物质，还能抑制血小板的凝集，防止血栓形成。虽然白酒也有抗血小板凝集作用，但几个小时之后会出现"反跳"，使血小板凝集比饮酒前更加亢进。而葡萄酒则无此"反跳"现象，在饮用葡萄酒18个小时之后仍能持续地抑制血小板凝集。

冰镇过的葡萄酒会比常温下的味道更涩。

治病验方：葡萄酒 20 毫升，姜汁适量。葡萄酒、姜汁调和均匀，酌量服用。

适合这些人群吃

- ☑ 健康成年人
- ☑ 女性
- ☑ 高脂血症
- ☑ 高血压
- ☑ 睡眠障碍

这些人群限制吃

- ☑ 糖尿病
- ☑ 严重溃疡病
- ☑ 肝病

变"废"为宝
自制葡萄酒过滤后的残渣是做花肥的好材料。

 YES 适宜搭配

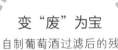

花生
降低心脏病发病率

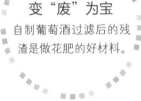

田螺
除湿利水、清热解毒

NO 食物相克

醋
钝化口腔感觉，影响葡萄酒味道

白酒　含有大量酒精

　　白酒除了含有极少量的钙、铁、镁、钠、锌等矿物质以及维生素 B_1 外，几乎不含其他任何营养成分，其主要成分为水和酒精，而且酒精浓度较高。

　　饮用少量度数较低的白酒，可促进血液循环，改善脂质代谢，可能对心脑血管病患者是有利的。但应注意心脑血管病患者不宜大量饮用白酒，会导致高血压、脑血管意外的发生。

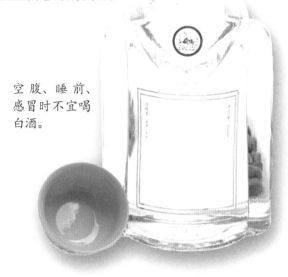

空腹、睡前、感冒时不宜喝白酒。

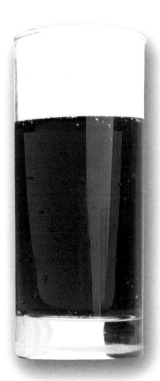

糖分过多，增加患心脑血管疾病的风险。

 # 可乐　高热量，低营养，加速钙流失

　　可乐有高热量、低营养的特点，长期饮用，会加大肥胖的风险。而肥胖对心脑血管病患者的健康来说，是非常不利的。

　　为保持甜爽的口感，可乐中加入了大量的精制糖，糖尿病患者饮用后，血糖会快速升高。另外，可乐是碳酸类饮料的代表，其中的磷酸、咖啡因等成分会加速人体钙质流失，不利于心脑血管病患者的健康。

坚果

 核桃 净化血液，促进胆固醇代谢

核桃仁中所含的维生素 E，能净化血液，对降低血压也有一定的作用。另外，核桃仁所含的脂肪酸大部分是不饱和脂肪酸，可降低血压，防治动脉粥样硬化、改善胰岛素抵抗。核桃中所含的 ω-3 脂肪酸，对预防冠心病、高血压、心血管疾病有显著疗效。核桃中的多酚、维生素 E 可有效清除自由基，可防止氧化对血管的伤害，减轻心脑血管疾病症状。

适合这些人群吃

☑ 肾虚

☑ 肺虚

☑ 神经衰弱

☑ 气血不足

☑ 癌症

☑ 脑力工作者

这些人群限制吃

☑ 腹泻

☑ 阴虚火旺

☑ 痰热咳嗽

☑ 便溏腹泻

☑ 内热盛

☑ 痰湿重

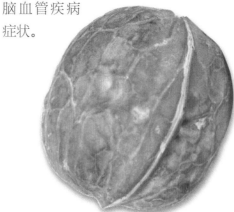

每天坚持吃 2~3 个核桃效果最佳。

润肠通便：核桃和红枣切碎，用黄酒煎服，可补益肝肾、润肠通便。

变"废"为宝

吃核桃仁时最好不要把表面的褐色薄皮剥掉，其含有丰富营养。

YES 👍 适宜搭配

山楂
可扩张血管、增加冠状动脉血流量

芹菜
可降低胆固醇

红枣
可辅助治疗贫血

五味子
有补肾、固精、益气的作用

NO 👎 食物相克

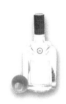

白酒
易致血热，轻者燥咳，严重时会流鼻血

栗子 **降低血清总胆固醇**

原味的栗子
口感最佳。

栗子中所含的不饱和脂肪酸可清除体内多余胆固醇，维生素可抗氧化，它们和矿物质一起，可防治高血压、冠心病和动脉粥样硬化等疾病。栗子中的膳食纤维能降低血清总胆固醇含量，也可减少肠道对胆固醇的吸收，从而达到降低血脂的作用。

适合这些人群吃

- ☑ 肾虚
- ☑ 腰酸腰痛
- ☑ 腿脚无力
- ☑ 小便频多
- ☑ 气管炎咳喘
- ☑ 内寒泄泻

这些人群限制吃

- ☑ 脾胃虚寒
- ☑ 消化不良
- ☑ 糖尿病

消除跌打损伤、瘀血肿痛：可用生栗子肉碾成泥状，涂于患处。

变"废"为宝
用30~60克栗子的外果壳煎水，可以治疗反胃。

YES 适宜搭配

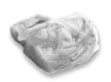

白菜
去除雀斑和黑眼圈

鸡肉
补血养身

113

宜 腰果 促进心脏、血管健康

腰果中富含镁、钾、硒等矿物质。镁可促进心脏、血管的健康，防止钙沉淀在血管壁上；钾能促进体内钠的排出，维持心率正常，稳定血压。腰果中的脂肪主要为单不饱和脂肪酸，可降低血中胆固醇、甘油三酯和低密度脂蛋白含量，并能很好地软化血管，保护血管，防治心血管疾病。

有黏手或受潮的情况，表示新鲜度不佳。

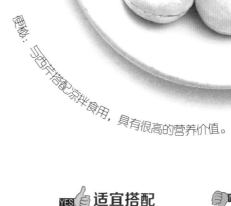

便秘：与西芹搭配凉拌食用，具有很高的营养价值。

适合这些人群吃

☑ 动脉粥样硬化

☑ 冠心病

☑ 便秘

☑ 产后泌乳不足妇女

这些人群限制吃

☑ 胆功能严重不良

☑ 肠炎

☑ 腹泻

☑ 痰多

☑ 肥胖

☑ 过敏体质

变"废"为宝

腰果果壳液是一种干性油，可制高级油漆、彩色胶卷有色剂、合成橡胶等。

YES 适宜搭配

蒜
有助于消除疲劳，帮助集中注意力，同时具有护肤效果

莲子
安神安眠

NO 食物相克

蛤蜊
造成营养流失

白酒
导致脂肪在肝脏中蓄积，影响肝脏功能

宜 花生 促进胆固醇排泄

花生中所含的维生素 E、白藜芦醇，可降低血脂并净化血液，能抗血管氧化，还能降低血压。另外，花生及果壳中的木樨草素等物质同样有降血压、降血脂作用。花生所含有的不饱和脂肪酸、胆碱和卵磷脂，可将人体内多余的胆固醇合成为胆汁酸排出体外，从而减少胆固醇在体内的堆积，防止由胆固醇引起的动脉粥样硬化等症。花生衣有升血小板作用，能促进凝血，所以血黏者应限制食用。建议不用油炸，用水煮、醋泡等方式加工花生，且不宜多食。

适合这些人群吃

☑ 母乳少

☑ 脚气

☑ 肺燥咳嗽

☑ 大便燥结

这些人群限制吃

☑ 胆病

☑ 血黏度高

☑ 脑血栓

☑ 内热上火

养血通乳：花生和猪蹄一同炖煮食用。

降血压：醋泡花生，早晚各 10 颗。

变"废"为宝

花生衣有促进骨髓制造血小板的功能，改善治疗多种出血性疾病。

YES 适宜搭配

鲤鱼
有利于营养的吸收

猪蹄
催乳

菠菜
有利于维生素的吸收

芹菜
美味降血脂

NO 食物相克

黄瓜
易导致腹泻

螃蟹
易导致腹泻

宜 # 开心果 排出体内有害物质

开心果中的维生素 E，有很强的抗氧化作用，可防止血管氧化，降低血液中的低密度脂蛋白含量。开心果含有的膳食纤维可促进体内有害物质排出体外，降低血压。其中富含精氨酸，适量进食可预防动脉粥样硬化，可降低心脏病发生的风险。开心果中的油脂有润肠通便的功效，可将体内有害物质排出体外。但不宜多食。

绿色的果仁比黄色的果仁更新鲜。

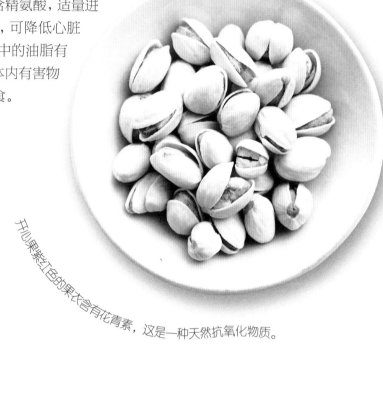

开心果紫红色的果衣含有花青素，这是一种天然抗氧化物质。

适合这些人群吃

☑ 用眼较多

☑ 高脑力劳动者

☑ 动脉粥样硬化

这些人群限制吃

☑ 肥胖

☑ 上火

☑ 腹泻

☑ 脂肪肝

变"废"为宝
开心果的果壳漂白以后可以用来制作粘贴画。

YES 👍 适宜搭配

豆类
可促进开心果中的油脂分解，更有益于"三高"人群

蔬菜
可消耗体内原有脂肪，有助于减肥

NO 👎 食物相克

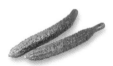

黄瓜
容易导致腹泻

杏仁 有助于预防动脉粥样硬化

杏仁中含有苦杏仁苷，适量服用甜杏仁可控制人体内胆固醇含量，防止凝血。杏仁中含有丰富的蛋白质、微量元素和维生素，能补充多种人体所需的营养素。杏仁中含有的功能性肽，通过抑制ACE 酶活性可有效地降低原发性高血压；它所含的脂肪为不饱和脂肪酸，有利于抗血栓、降血脂，对心血管非常有益。此外，杏仁含有丰富的黄酮类和多酚类成分，还能显著降低动脉粥样硬化和很多慢性病的发病风险。杏仁富含的膳食纤维对降低人体内的胆固醇具有很好的帮助作用。

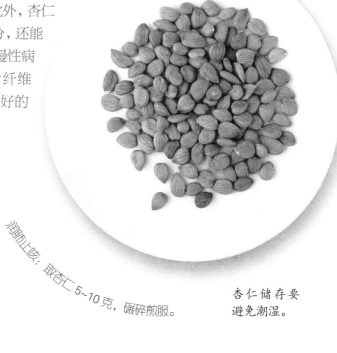

适合这些人群吃

☑ 高血压

☑ 高脂血症

☑ 咳嗽

☑ 缺钙

☑ 便秘

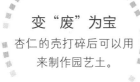
润肺止咳：取杏仁 5~10 克，碾碎煎服。

杏仁储存要避免潮湿。

这些人群限制吃

☑ 婴儿

☑ 阴虚咳嗽

☑ 泻痢便溏

☑ 腹泻

YES 👍 适宜搭配

牛奶
有润肤、美容的作用

山药＋小米
能补中益气、健中润肺，特别适合糖尿病患者食用

NO 👎 食物相克

猪肉
易引起腹胀、腹痛

栗子
胃痛

菱角
会降低人体对杏仁中蛋白质的吸收和利用

变"废"为宝
杏仁的壳打碎后可以用来制作园艺土。

中药

扫二维码看视频

宜 三七 补气补血、活血化瘀

降血脂：每日分2次服用，共服用3克。

三七具有显著的活血化瘀、消肿止痛功效，有"金不换"和"南国神草"之美誉。由于三七为人参属植物，而它的有效活性物质三七皂苷含量又高于人参，因此又被现代中药药物学家称为"参中之王"。

对于心血管系统来说，三七具有降血脂、抗血栓形成、抗氧化、改善冠脉微循环、降低心肌耗氧量、保护心肌细胞、保护脑组织、抗心律失常等功效。三七还具有增强免疫力、抗炎、抗纤维化、抗肿瘤等作用。

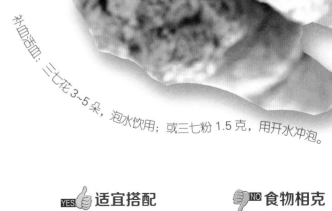

补血活血：三七花3~5朵，泡水饮用；或三七粉1.5克，用开水冲泡。

适合这些人群吃

- ☑ 心脑血管疾病
- ☑ 高血压
- ☑ 贫血
- ☑ 出血证
- ☑ 体质虚弱
- ☑ 免疫力低下

这些人群限制吃

- ☑ 经期妇女
- ☑ 孕妇

变"废"为宝

冲泡以后的三七片可以嚼食。

YES 适宜搭配

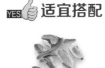

灵芝
具有治疗糖尿病和心血管疾病的作用

母鸡
补元气

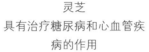

黄芪
补气活血

NO 食物相克

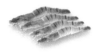

虾
影响药效

杜仲 降血压、补肝肾、强筋骨

优质杜仲磨成粉呈深灰棕色。

杜仲具有补肝肾、壮腰膝、强筋骨、安胎的功效。它可以清除体内垃圾，加强人体细胞物质代谢，还有防止肌肉骨骼老化、抗衰老、抗菌消炎、增强机体免疫等作用。杜仲的主要成分双环氧木脂素二糖苷具有降低血压、镇静止痛的作用，并对磷酸二酯酶有抑制作用。而磷酸二酯酶抑制剂可扩张血管，抗血小板聚集，对心脏有一定的保护作用，但不可大量服用。

适合这些人群吃

☑ 高血压

☑ 高脂血症

☑ 腰膝疼痛

☑ 腿脚软弱无力

☑ 习惯性流产

☑ 失眠多梦

☑ 皮肤粗糙

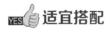
补肝肾、降血压：杜仲、桑寄生各等份，一起研末。每次10克，沸水浸泡后饮用。

这些人群限制吃

☑ 阴虚火旺

变"废"为宝
杜仲煎煮后的药渣可以用来泡脚。

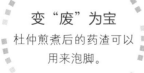 **适宜搭配**

猪腰
可补肝肾、强腰止痛，适用于肾虚腰痛，或肝肾不足、耳鸣眩晕、腰膝酸软等症

续断
可利腰膝、调经

 食物相克

人参
易引起燥热上火

宜 决明子 降血脂、抗动脉硬化

决明子具清热明目、润肠通便的功能。生决明子擅长清肝热、润肠燥，用于目赤肿痛，大便秘结。炒决明子有平肝养肾的功效，可用于头痛、头晕、白内障等。决明子中的决明素降压效果显著，大黄酚有平喘、利胆、保肝和降压作用。决明子所含的决明素不仅有降压效果，还可控制体内血清胆固醇含量，抗血小板聚集，防止动脉粥样硬化斑块形成。

决明子性寒，不宜长期服用。

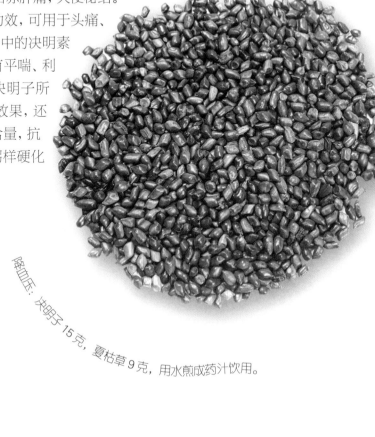

降血压：决明子15克，夏枯草9克，用水煎成药汁饮用。

适合这些人群吃

☑ 眼病

☑ 慢性便秘

☑ 高脂血症

☑ 高血压

☑ 冠心病

☑ 动脉粥样硬化

这些人群限制吃

☑ 脾胃虚寒

☑ 脾虚泄泻

☑ 低血压

变"废"为宝
决明子泡水后晾干，可以和白菊花一起制作药枕，清肝明目。

YES 👍 适宜搭配

菊花
缓解目赤红肿等症

枸杞子
清肝明目

茄子
具有清热、宽肠、通便作用

NO 👎 食物相克

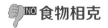

辣椒
易引起腹泻

丹参 改善微循环、扩冠

丹参主要作用是活血、祛瘀止痛、凉血消痈、清心除烦、养血安神。丹参中的主要成分丹参酮ⅡA，可扩张血管、降低血压，是很好的活血化瘀药物。丹参中的丹参素可抑制细胞内源性胆固醇的合成，使血清总胆固醇、甘油三酯有所降低。丹参具有扩冠、改善循环、降低心肌耗氧量、防止心肌缺血等功效。

不能频繁食用。

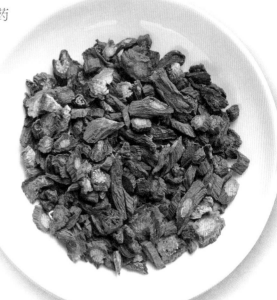

适合这些人群吃

- ☑ 冠心病
- ☑ 月经不调
- ☑ 热病神志昏迷
- ☑ 心悸失眠
- ☑ 肝硬化
- ☑ 心绞痛

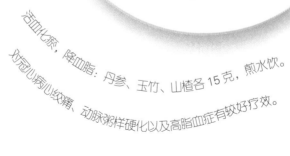
活血化瘀，降血脂：丹参、玉竹、山楂各 15 克，煎水饮。对冠心病心绞痛、动脉粥样硬化以及高脂血症有较好疗效。

这些人群限制吃

- ☑ 月经过多而无瘀血
- ☑ 孕妇

变"废"为宝
丹参煎煮后的药渣也可以泡脚。

 适宜搭配

 食物相克

何首乌
补益肝肾、疏通经络

抗凝血药物
易引起严重出血
（服用请遵医嘱）

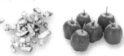
玉竹 + 山楂
既可活血化瘀，又可降血脂

菠菜
作用相互冲突

菜花
减低药效

宜 菊花 润燥，降压降脂

每次泡饮放 4~5 朵干花即可。

菊花能入药治病，久饮菊花茶能令人长寿，还具有散风清热、平肝明目的功效。菊花中含有丰富的黄酮类、萜类及有机酸等化学成分。菊花中的黄酮类物质，具有扩张血管、增加血流量、调节血脂的功效。还可预防心血管疾病、高血压及脂肪肝。菊花的抗菌作用主要来自其含有的绿原酸。

适合这些人群吃

☑ 冠心病

☑ 高血压

☑ 感冒风热

☑ 发热头昏

☑ 眼目昏花

☑ 眩晕头痛

这些人群限制吃

☑ 脾虚胃寒

☑ 腹泻

☑ 虚寒体质

☑ 平时怕冷

☑ 手脚发凉

降血压：生远志、菊花、天麻、川芎各 15 克，天竺黄 12 克，柴胡、石菖蒲、僵蚕各 10 克。研末装入胶囊。餐前半小时服，每次 20 克，每日 3 次。

变 "废" 为宝

泡过的菊花可以用来制作药枕。

YES 👍 适宜搭配

决明子
缓解目赤红肿等症

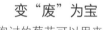

银耳
润燥除烦

枸杞子
清肝明目

👎 NO 食物相克

鸡肉
易引起中毒

猪肉
易引起中毒

芹菜
引起呕吐

宜 黄芪 补气、血压"双向调节剂"

黄芪中的活性成分黄芪苷对血压有双向调节作用。用量少时，可升血压，用量大时，则降血压。治疗高血压时，黄芪用量往往在 30 克以上，高血压伴随气虚兼血瘀症状者，还可适当加量（具体用量请咨询医生）。黄芪苷及黄芪多糖有增加胰岛素敏感性和降低血糖的作用。

黄芪的化学成分包括苷类、多糖、氨基酸、叶酸、胆碱及微量元素，具有强心、扩张血管、抗自由基、降低血小板黏附率、抑制血栓形成、改善细胞钙平衡和能量代谢、增强机体免疫功能等作用。

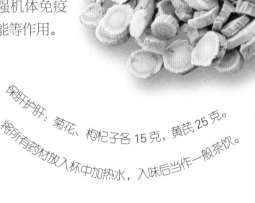

适合这些人群吃

- ☑ 高血压
- ☑ 缺血性心脏病
- ☑ 急性肾小球肾炎
- ☑ 幽门螺旋杆菌阳性胃溃疡
- ☑ 糖尿病
- ☑ 慢性鼻炎

这些人群限制吃

- ☑ 腹胀
- ☑ 风热咳嗽
- ☑ 感冒
- ☑ 食积停滞
- ☑ 阴虚阳亢
- ☑ 气滞湿阻

保肝护肝：菊花、枸杞子各 15 克，黄芪 25 克。将所有药材放入杯中加热水，入味后当作一般茶饮。

黄芪益气升阳，肝阳上亢或有内热的高血压证患者不宜服用黄芪。

变"废"为宝

黄芪的药渣可以收集起来泡脚用或用作花肥。

YES 👍 适宜搭配

猪肚＋胡萝卜
能强健脾胃，增加营养

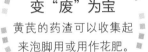

2 份黄芪＋1 份葛根
可用于高血压兼颈痛者

NO 👎 食物相克

南杏仁
易引起身体不适

玄参   杏仁
功能相克   易引起身体不适

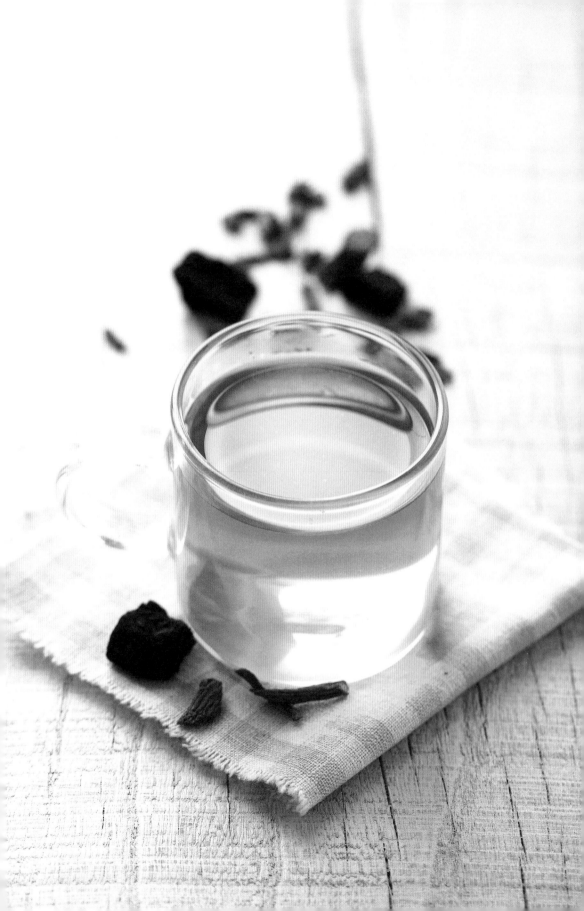

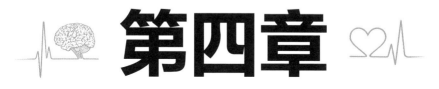

第四章

14 种心脑血管病
对症调理

心脑血管病包括很多种疾病, 高血压、高脂血症、冠心病、动脉粥样硬化、脑卒中……不同的疾病发病原因不一样, 预防和养护措施也会不同, 这一章我们就来了解一下 14 种具有代表性的心脑血管疾病的针对性养护方法。

高血压

慎! 高血压患者忌吃

1.高盐、强刺激	**2.**高油脂	**3.**高糖、辛热
		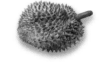
咸菜、火腿	**肥肉**	**榴莲**
*含盐量高,食用后会引起血压升高、水肿	*饱和脂肪酸含量高,容易造成血液中血脂过高,诱发冠心病	*热量和糖分都较高,属热性水果,食用后会加重头目胀痛、急躁易怒的症状
关键词: 含盐量高	关键词: 高饱和脂肪酸	关键词: 高热能
	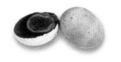	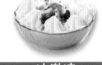
白酒	**皮蛋**	**冰激凌**
*酒精成分会使血液中的胆固醇含量升高,造成动脉粥样硬化	*含有低密度脂蛋白,容易在血管内皮堆积,食用过多还可能引发铅中毒	*热量和脂肪含量都很高,且进入体内后会使血管收缩,血压升高
关键词: 强刺激性	关键词: 低密度脂蛋白	关键词: 高热能
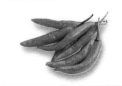		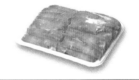
辣椒	**动物内脏**	**羊肉**
*具有强刺激性,食用后会心跳加快、血压升高	*胆固醇含量偏高,食用后会引起血压波动	*羊肉一般为热性,能使血糖、血压升高
关键词: 强刺激性	关键词: 高胆固醇	关键词: 热性

高血压患者宜吃 荐!

1. 高钾低钠

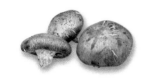

香菇

* 所含香菇嘌呤能促进胆固醇分解和排泄。属高钾低钠食品,可降血压、降胆固醇

关键词: 高钾低钠

冬瓜

* 可清热解毒,减少体内脂肪,高钾低钠,是防治高血压的推荐蔬菜

关键词: 高钾低钠

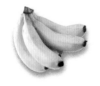

香蕉

* 含有丰富的钾,可以稳定血压,保护胃肠道

关键词: 钾含量高

2. 舒张血管

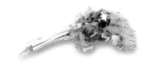

芹菜

* 含有芹菜苷、佛手苷内酯和挥发油,具有降血压、降血脂、防治动脉硬化的作用

关键词: 舒张血管

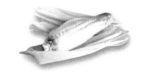

玉米

* 含有丰富的不饱和脂肪酸,可降低血液胆固醇含量

关键词: 保持血管弹性

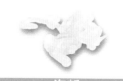

海蜇

* 含有类似乙酰胆碱的物质,可舒张血管,降低血压

关键词: 舒张血管

3. 优质蛋白,降胆固醇

黑豆

* 高蛋白、低热量。含有的卵磷脂可降低血清胆固醇含量

关键词: 降低胆固醇

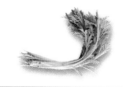

茼蒿

* 含有深绿色的色素,具有去除胆固醇的功效;含有丰富的钾,能将盐分运出体外

关键词: 降低胆固醇

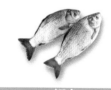

鲫鱼

* 含优质蛋白多,易被人体吸收,可有效降压降脂

关键词: 优质蛋白

高血压
一日食谱

高血压的营养治疗原则是控制能量及盐的食用量，以低脂肪、优质蛋白摄入为主，适当补充钾、钙。

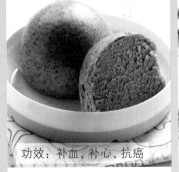

功效：补血、补心、抗癌

黑米馒头

面粉 500 克，牛奶 250 毫升，黑米渣 25 克，发酵粉 3 克

1. 发酵粉用牛奶溶解后倒入面粉中，揉成光滑的面团，加入黑米渣揉匀；
2. 将面团发酵至 2 倍大，取出排气，切成小剂子，滚圆后松弛 20 分钟；
3. 开火蒸约 15 分钟，关火闷 3 分钟即可。

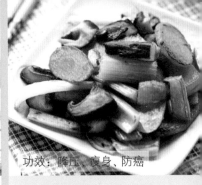

功效：降压、瘦身、防癌

芹菜胡萝卜炒香菇

芹菜 2 根，香菇 2 朵，胡萝卜片适量，蒜片、油、盐、淀粉各适量

1. 香菇切块，芹菜切段；
2. 炒锅热油，放入蒜片爆香，然后放入胡萝卜片；
3. 放芹菜段和香菇块翻炒至熟；
4. 调入盐，调水淀粉，勾芡即可。

用餐时间参考

早餐 7~8 点
1 杯温水
虾仁西蓝花　瘦肉山楂粥
黑米馒头

加餐 10 点
苹果

午餐 12 点
丝瓜烧栗子　冬瓜鸡丁
南瓜饭

加餐 15 点
雪梨猕猴桃豆浆

晚餐 18 点
芹菜胡萝卜炒香菇
鲫鱼豆腐汤　小米红薯粥

降压主食

南瓜饭

南瓜、大米各 200 克

1. 南瓜去皮洗净，切小块；
2. 电饭锅中放入大米和适量水；
3. 把南瓜块均匀地铺到表面，开始煮饭；
4. 饭熟后，将南瓜与米饭搅匀即可。

功效：养胃、降糖、降压

清新素炒

丝瓜烧栗子

丝瓜 1 根，栗子 10 个，盐、蒜末、油、清汤各适量

1. 丝瓜切条，栗子剥壳；
2. 锅中烧油，下丝瓜条炒至颜色鲜绿盛出；
3. 油锅下蒜末炒香，倒入清汤，放入栗子，煮 10 分钟；
4. 再倒入丝瓜条，撒盐调味即可。

功效：健脾、活血、益气

*糖尿病患者慎食栗子

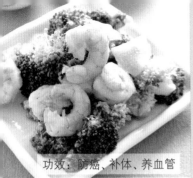

功效：防癌、补体、养血管

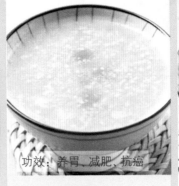

功效：养胃、减肥、抗癌

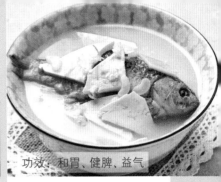

功效：和胃、健脾、益气

虾仁西蓝花

虾仁、西蓝花各 150 克，料酒、淀粉、盐、生抽、姜、油各适量

1. 虾仁洗净，用料酒、淀粉、盐拌好，放入开水中余烫 10 秒捞出；
2. 西蓝花掰小朵，放入加盐的开水中焯烫 2 分钟；
3. 锅中热油，放姜丝爆香，然后放入西蓝花和虾仁，加盐、生抽调味。

小米红薯粥

小米 50 克，红薯半个

1. 小米淘洗干净，红薯切滚刀块；
2. 锅中烧水煮开，下入小米和红薯块，共同煮至米粒熟烂，红薯软烂即可。

鲫鱼豆腐汤

鲫鱼 1 条，豆腐 100 克，茼蒿 50 克，油、盐、葱、姜、蒜各适量

1. 炒锅热油，放葱、姜、蒜爆香，放入鲫鱼煎至两面发黄；
2. 加入适量水和豆腐块，加盖烧开；
3. 直至汤呈乳白色，加盐调味；
4. 放入茼蒿，煮熟即可。

低热荤菜

养生粥品

美味汤饮

冬瓜鸡丁

鸡胸肉 1 块，冬瓜丁 300 克，黄酒、生粉、盐、油各适量

1. 鸡胸肉切丁，加盐、黄酒、生粉抓匀；
2. 热锅凉油，下鸡丁滑油断生，盛出。热锅热油，下冬瓜丁煸炒至半透明，加入鸡丁，共同煸炒至冬瓜全透明，加盐调味。

功效：清热、温中、补气

瘦肉山楂粥

大米 50 克，瘦肉粒 20 克，干山楂 5 片，盐适量

1. 锅中烧水，待开后下入淘洗好的大米和干山楂片，煮至米粒熟烂；
2. 下入瘦肉粒，加少许盐调味，待肉煮熟即可关火。

功效：降脂、开胃、活血
★开水煮米粥（饭）能更好地保存大米中的维生素 B_1

雪梨猕猴桃豆浆

大豆 50 克，雪梨、猕猴桃各 1 个

1. 雪梨和猕猴桃均去皮切块，和大豆一起放入豆浆机，加入适量水；
2. 打成豆浆即可。

功效：降脂、防癌、降糖
★糖尿病患者慎食生梨

01 坚持按压风池穴

位置：在后脑勺、后枕部两侧入发际 1 寸的凹陷处。

按摩手法：双手拇指指腹同时按压双侧风池穴。每日 2 次，每次 2 分钟。

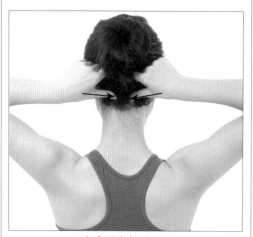

力度适当加重。

02 推按足部小脑、脑干、心反射区

用拇指指腹分别推按小脑、脑干、心反射区各 1~3 分钟，用力稳健，沿骨骼走向施行。

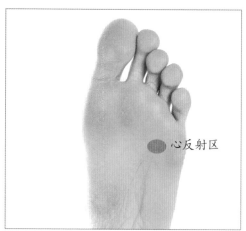

饭后一小时之后才能做足部按摩。

03 蒸食长茄子，改善微循环更有效

茄子的紫色皮中含有丰富的维生素 E 和维生素 P，是其他蔬菜无法比拟的。维生素 E 能扩张血管，维生素 P 可增加毛细血管的弹性，改善微循环，对高血压、动脉粥样硬化均具有防治作用。而茄子中的皂苷，具有降低胆固醇的功效。因此，茄子是高血压合并高脂血症、动脉粥样硬化患者的食疗佳品。

推荐吃法：取茄子 1 个，洗净切开置碗内，放笼上蒸 20 分钟，蒸熟后撕成条状，加少许盐、蒜末、醋和香油，凉拌食用。

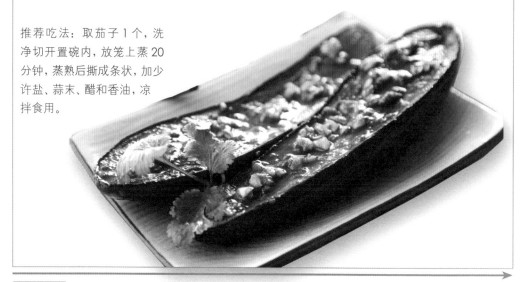

04 三款菊花茶帮助降血压

• 降血压

菊花具有降血压、消除癌细胞的功效，有助于扩张冠状动脉，增加血流量，降低血压。对冠心病、高血压、动脉粥样硬化、血清胆固醇过高都有很好的疗效。

• 明目

高血压患者平时可以多喝菊花茶，除了能帮助稳定血压，还可以降火明目。

• 提神

菊花茶香气浓郁，提神醒脑，还可延缓衰老，增强体力。

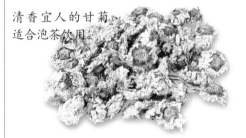

清香宜人的甘菊适合泡茶饮用。

菊花的选购：颜色太鲜艳、太漂亮的菊花不能选。要选有花萼，花萼偏绿色的新鲜菊花；松软的，顺滑的菊花比较好；花瓣不零乱，不脱落。

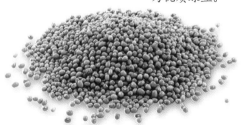

有清香味的绿豆为优质绿豆。

绿豆不宜煮得过烂，以免使有机酸和维生素遭到破坏、降低清热解毒的功效。煮前炒一下，绿豆更易熟。绿豆中的多糖成分能使甘油三酯水解，达到降血脂的疗效。

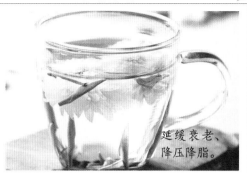

延缓衰老、降压降脂。

菊花决明茶

取菊花 3 克、决明子 5 克，用沸水冲泡，代茶饮。将决明子捣碎后再冲泡，效果会更好。

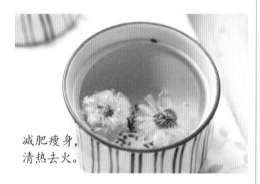

减肥瘦身，清热去火。

荷叶菊花茶

取荷叶、菊花各 3 克，用沸水冲泡，代茶饮。最好取新鲜的荷叶，洗净后切成碎片泡茶。一天喝数次。

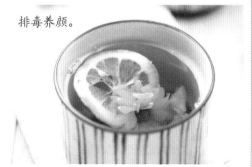

排毒养颜。

绿豆菊花茶

取菊花 5 克，绿豆 20 克，柠檬 10 克。锅中加水，大火烧开，放入菊花和绿豆，转小火直至绿豆熟软，饮用前放入柠檬。

高脂血症

慎! 高脂血症患者忌吃

1. 高胆固醇	2. 动物性脂肪	3. 高盐高热，影响药效
	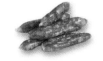	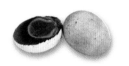
蟹黄	**鱿鱼干**	**腊肠**
*含有较多油脂和胆固醇，食用后加重病情，加深动脉粥样硬化程度	*导致身体脂肪摄入过量，增加胆固醇含量，还会增肥	*肥肉较多，且在腌制过程中使用大量盐，有害健康
关键词：高胆固醇	**关键词：**高脂肪	**关键词：**高盐
	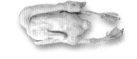	
皮蛋	**鸡爪**	**鹅肉**
*皮蛋中的胆固醇和铅含量都很高，食用可增加心脑血管病发生的概率	*脂肪含量高，过多食用会使多余脂肪沉积在血管壁上	*热量高，且含有很多饱和脂肪酸，摄入过多会引发肥胖
关键词：高胆固醇	**关键词：**高脂肪	**关键词：**高热量
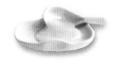		
鱼籽	**黄油**	**柚子**
*胆固醇含量很高	*含大量脂肪且多为饱和脂肪酸，与胆固醇结合易沉积在血管壁，引发心脑血管病	*降脂药物与柚子同食会影响药效
关键词：高胆固醇	**关键词：**高脂肪	**关键词：**影响药效

高脂血症患者宜吃 荐!

1. 低脂，优质蛋白

2. 降低胆固醇

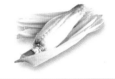

玉米

*玉米富含蛋白质、膳食纤维和不饱和脂肪酸，可降低胆固醇

关键词：优质蛋白

大豆

*所含异黄酮能降低血压和胆固醇，有效预防血管硬化

关键词：异黄酮

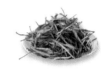

茶叶

*茶能降血脂，产茶区居民血胆固醇含量和冠心病发病率明显低于其他地区

关键词：降低胆固醇

蒜

*蒜可升高血液中高密度脂蛋白，对防止动脉粥样硬化有利

关键词：优质蛋白

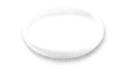

酸奶

*益生菌可分解胆汁盐，减少肠胃对胆固醇的吸收

关键词：降低胆固醇

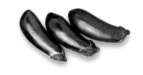

茄子

*茄子在肠道内的分解产物，可与过多的胆固醇结合，使之排出体外

关键词：降低胆固醇

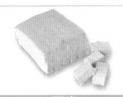

豆腐

*不含胆固醇，脂肪含量极低，蛋白质含量高，降血脂

关键词：低脂高蛋白

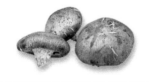

香菇

*含有的香菇嘌呤可防止脂质在动脉壁沉积，降低胆固醇

关键词：降低胆固醇

木耳

*补气活血，含有的木耳多糖和可溶性膳食纤维可帮助人体消耗脂肪

关键词：消耗脂肪

高脂血症一日食谱

高脂血症的营养治疗原则是控制能量、限制脂肪和胆固醇摄入，多吃膳食纤维及优质蛋白，清淡少盐，但是不应绝对素食，也不能长期饥饿。

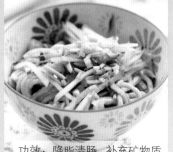

功效：降脂清肠、补充矿物质

燕麦面条

燕麦面条 500 克，黄瓜、白萝卜各 100 克，蒜蓉、酱油、香菜末、盐、醋、麻油各适量

1.燕麦面条蒸熟；
2.把蒜蓉、酱油、盐、醋、麻油倒入小碗中，调匀；
3.将面条取出，抖散，放入碗中，加黄瓜丝、香菜末、白萝卜丝，浇上卤汁，拌匀即成。

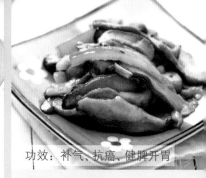

功效：补气、抗癌、健脾开胃

素炒香菇

香菇 10 朵，青椒、葱花、酱油、盐、蚝油、油各适量

1.香菇洗净，切片；
2.用葱花炝锅，放入香菇；
3.撒入适量盐，翻炒；
4.倒入少许酱油调色，蚝油提味；
5.可加入少量青椒增色，翻炒均匀即可出锅。

用餐时间参考

早餐 7~8 点
豆浆粥
素炒香菇
百合红豆粥

加餐 10 点
葡萄

午餐 12 点
燕麦面条　清蒸带鱼
蔬菜沙拉　土豆汤

加餐 15 点
梨　酸奶

晚餐 18 点
鸡肉豆腐　香菇白菜汤
玉米虾仁炒饭

健康主食

玉米虾仁炒饭

米饭 1 碗，鸡蛋 1 个，青豆、虾仁、熟玉米粒、黑胡椒粉、盐、油各适量

1.青豆焯熟，鸡蛋打散，炒熟，盛出；
2.炒米饭，炒散后，加入青豆、熟玉米粒、盐，翻炒；
3.加入虾仁继续翻炒；
4.最后倒入鸡蛋，撒上黑胡椒粉调味即可。

功效：降脂、健脾、清肠

清新素食

蔬菜沙拉

生菜、苦菊、黄瓜、洋葱、红椒、紫甘蓝、橄榄油、红醋、盐、胡椒粉各适量

1.将所有蔬菜撕成或切成片状；
2.橄榄油和红醋以 3:1 调匀，加入适量盐和胡椒粉；
3.蔬菜洗好控干，放入沙拉盆中，倒入油醋汁拌匀即可。

功效：促进肠蠕动，补充维生素

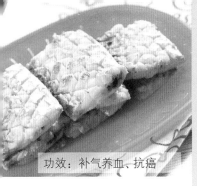

功效：补气养血、抗癌

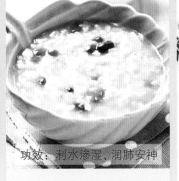

功效：利水渗湿、润肺安神

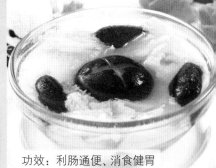

功效：利肠通便、消食健胃

清蒸带鱼

带鱼 200 克，胡椒粉、盐、姜片、白酒、蒸鱼豉油各适量

1. 带鱼处理干净，切段，用盐、姜片和白酒腌制 10 分钟；
2. 把腌出的汁倒掉，带鱼段隔水蒸 12 分钟；
3. 把盘里的水倒掉，浇上蒸鱼豉油，撒些胡椒粉。

百合红豆粥

红豆、大米、百合、冰糖各适量

1. 红豆洗净浸泡 10 小时，百合用温水泡胀；
2. 大米淘净放入电饭锅，连同红豆、百合一起放入，加水煮 40 分钟，加入冰糖溶化即可。

香菇白菜汤

小白菜 200 克，香菇 50 克，开水 750 克，姜、葱、盐、香油各适量

1. 先将小白菜、香菇洗净，姜切成片，葱切葱花；
2. 然后将铝锅置大火上，倒入开水，烧沸后下入姜片、小白菜、香菇。待小白菜熟后，放盐、香油起锅；
3. 起锅后加入葱花。

低热荤菜

养生粥品

美味汤饮

鸡肉豆腐

豆腐 200 克，鸡肉 100 克，醋、酱油、盐、油各适量

1. 豆腐切块，煎至金黄；
2. 鸡肉切丁，炒至变色，放入豆腐块继续翻炒；
3. 淋入醋，酱油，盐，炒匀起锅即可。

功效：补中益气、清热润燥

豆浆粥

大豆 50 克，燕麦、红枣、黑芝麻、枸杞子各适量

1. 大豆浸泡至发胀，打成熟豆浆；
2. 锅中烧水，放入燕麦、红枣、黑芝麻、枸杞子，煮至黏稠；
3. 将豆浆倒入锅中，搅匀即可。

功效：生津止渴、补气养血

土豆汤

土豆 1 个，五花肉少许，洋葱半个，胡萝卜半根，油、调味品各适量

1. 五花肉切小粒，煎至两面焦黄，加少许豆瓣；
2. 加入葱白、胡萝卜、洋葱炒香，放入土豆；
3. 加水，调入生抽、盐，大火熬煮至土豆变软；
4. 起锅时加葱末即可。

功效：健脾养胃、清肠

01 按摩气海穴

位置：在下腹部，脐中下 1.5 寸，前正中线上。快速取穴：在下腹部，正中线上，肚脐中央向下 2 横指处。

按摩手法：用拇指轻轻按揉气海穴2分钟。

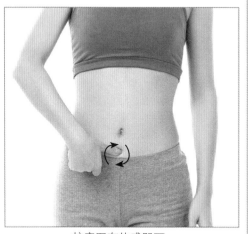

按摩至有热感即可。

02 按摩足三里穴

位置：站位弯腰，同侧手虎口围住髌骨上外缘，余四指向下，中指指尖处即是。

按摩手法：用拇指刺激足三里穴 100 下，按、压、揉、搓皆可。

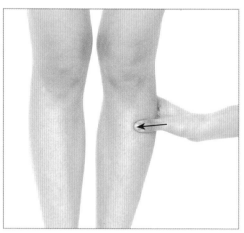

按此穴时，可能有打嗝、排气、轻泻等现象。

03 常吃木耳，对抗血小板聚集

木耳有抗血小板凝集，降低血脂及阻止胆固醇沉积的作用。可调节人体新陈代谢，降血脂，降血压，并能降低肝脏中的脂肪和胆固醇的含量。

推荐吃法：干木耳泡发，分成小朵。焯烫断生，沥净水分。黄瓜洗净，切片。蒜瓣切末。将木耳、黄瓜片混合，调入蒜末、老醋、凉拌酱油、白糖、盐拌匀，撒上熟白芝麻即可。

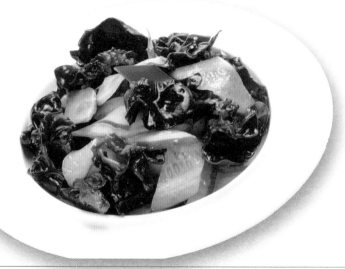

04 三款燕麦粥降脂

- 预防心血管疾病

燕麦可以有效地降低人体中的胆固醇，经常食用，对心脑血管病能起到一定的预防作用。

- 降血糖

经常食用燕麦对糖尿病患者也有非常好的降糖、减肥的功效。

- 润肠通便

燕麦粥有通大便的作用，很多老年人大便干，容易导致脑卒中，燕麦能解便秘之忧。

燕麦一次 100 克最为适宜。

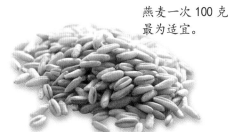

燕麦的选购：以外观完整，大小均匀，饱满坚实，富有光泽，不含杂质者为佳。如是购买燕麦片，最好选择锡纸包装的纯燕麦片，需要注意包装不能破损。

老南瓜做粥较好。

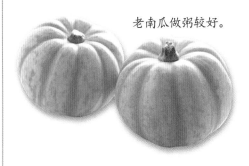

南瓜所含果胶可以保护胃肠道黏膜，免受粗糙食品刺激，促进溃疡面愈合，适宜于胃病患者。嫩南瓜水分多，瓜肉薄而脆；老南瓜则较面较甜。

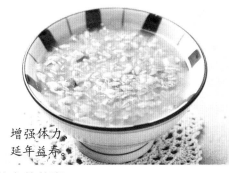

增强体力延年益寿。

燕麦芹菜粥

燕麦 50 克，芹菜 30 克，盐少许。芹菜连叶一起切碎。燕麦放入锅中，加水，煮至粥烂，撒入芹菜碎，调少许盐，搅匀即可。

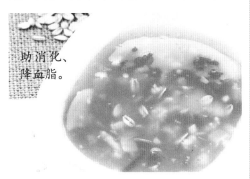

助消化、降血脂。

番茄燕麦汤

燕麦片 80 克，洋葱 1/4 个，番茄 100 克，低脂牛奶 100 毫升。洋葱炒软，加水、燕麦片、番茄、低脂牛奶同煮成粥。

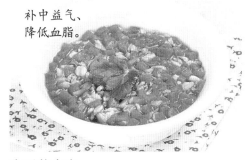

补中益气、降低血脂。

南瓜燕麦粥

燕麦片、南瓜各 80 克。南瓜洗净，去皮，切成丁。锅中加适量水烧开，放入燕麦片、南瓜丁，煮至南瓜熟烂即可。

冠心病

 慎！冠心病患者忌吃

1. 高脂高胆固醇		2. 强刺激、高糖

肥肉

*热量和胆固醇含量都很高，且含大量脂肪，常食会导致胆固醇含量升高

关键词：高脂

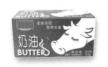

奶油

*食用奶油会增加血液黏稠度，加快动脉粥样硬化，促使血栓形成

关键词：高脂

白酒

*大量饮酒会刺激神经系统，引起内分泌失调、心率加速

关键词：强刺激

猪脑

*胆固醇含量高，常食可使动脉中的血小板失调，增加动脉血栓

关键词：高胆固醇

猪肝

*胆固醇含量很高，会加重动脉粥样硬化症状

关键词：高胆固醇

浓茶

*含有大量鞣酸，饮用过多会加速血压升高，引起心悸、气短

关键词：强刺激

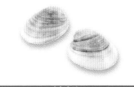

蛤蜊

*含大量胆固醇，常食会使血清胆固醇含量升高，诱发和加重冠心病

关键词：高胆固醇

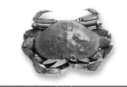

螃蟹

*高蛋白、高胆固醇，食用会引起血脂升高，加重病情

关键词：高胆固醇

甜点

*热量高、糖分高，食用后引起血糖上升，心跳加速，不利于心脑血管病患者

关键词：高糖

冠心病患者宜吃 荐！

1. 清血脂	**2. 清胆固醇**	**3. 高不饱和脂肪**
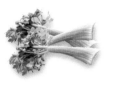		
芹菜	**橘子**	**橄榄油**
*含膳食纤维和芹菜素、芹菜苷，能防止动脉粥样硬化；含维生素 P，可降压、清血脂	*富含天然维生素 C，能减少沉积在动脉血管中的胆固醇	*不饱和脂肪酸含量高，能降低血液黏稠度，防止动脉粥样硬化
关键词： 清血脂	**关键词：** 降低胆固醇沉积	**关键词：** 不饱和脂肪酸
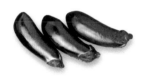		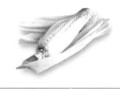
茄子	**海带**	**玉米**
*含丰富的维生素 E 和维生素 P，可降低胆固醇含量，提高毛细血管弹性	*含岩藻多糖，可加速胆固醇排出，防止血栓	*含有丰富的不饱和脂肪酸，可降低胆固醇
关键词： 清血脂	**关键词：** 促进胆固醇排除	**关键词：** 不饱和脂肪酸
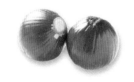		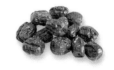
洋葱	**木耳**	**红枣**
*含有二烯丙基二硫化合物的挥发油，可降低血脂，防治动脉粥样硬化	*含膳食纤维成分可刺激肠蠕动，加速胆固醇排出	*含有环磷酸腺苷，有助于扩张血管、增加心肌收缩力
关键词： 清血脂	**关键词：** 促进胆固醇排除	**关键词：** 扩张血管

冠心病
一日食谱

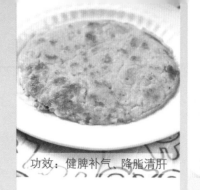

功效：健脾补气、降脂清肝

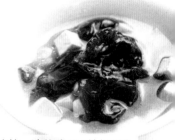

功效：清热降脂、益气活血

冠心病的营养治疗原则是做到控制能量和脂肪摄入，保证充足的维生素和矿物质，清淡饮食，先饥后食，少食多餐，多吃海味，忌饮咖啡。

玉米饼

玉米面 100 克，面粉 50 克，鸡蛋 1 个，酵母适量

1. 将玉米面、面粉、酵母、鸡蛋和水拌成稠面糊；
2. 面糊开始膨胀，出现孔状后，用勺子将面糊舀入电饼铛；
3. 电饼铛盖上盖，选择两面加热，至饼两边呈黄色。

木耳烧豆腐

水发木耳 50 克，豆腐 100 克，葱、蒜、花椒、油、辣椒各适量

1. 热锅烧油，至六成热，放入豆腐炒几分钟；
2. 再下入木耳翻炒，最后下入各种调味料，炒匀即成。

用餐时间参考

早餐 7~8 点
蒜泥海带粥
红枣发糕

加餐 10 点
橘子

午餐 12 点
玉米饼　洋葱炒肉片
陈皮兔丁
海藻大豆汤

加餐 15 点
菊花山楂饮

晚餐 18 点
芹菜花生米　木耳烧豆腐
红薯玉米粥

健康主食

红枣发糕

面粉 300 克，红枣 50 克，酵母、红糖各适量

1. 红枣去核，加水，打成泥，将酵母用温水混合，倒入面粉中，将枣泥、红糖调入面粉中，揉成面团；发酵到两倍大。将气泡揉出。再次发酵到两倍大，取出揉好，造型。
2. 蒸锅大火蒸 30 分钟。

功效：补血活血、健脾和胃

清新素食

芹菜花生米

花生米 50 克，芹菜 200 克，调味品各适量

1. 花生米提前泡好，放葱、姜、八角和盐煮熟，捞出晾凉。
2. 芹菜择洗干净，切段，在开水中焯一下，过凉。
3. 把芹菜段和花生米放在碗里，加调味料拌匀。

功效：平肝清热、祛风利湿

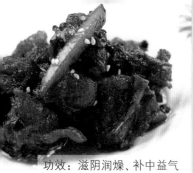

功效：滋阴润燥、补中益气

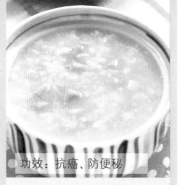

功效：抗癌、防便秘

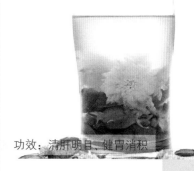

功效：清肝明目、健胃消积

陈皮兔丁

兔肉 500 克，陈皮 10 克，干辣椒 5 克，米酒 25 克，调味品各适量

1.将兔肉切丁；
2.锅热放入香油、盐，倒入兔肉丁，煸炒至兔肉干酥；
3.再放入干辣椒、花椒、料酒、米酒、陈皮、白糖、酱油、葱、姜等调料；
4.用小火焖 15 分钟，把汤汁收干，即可装盘食用。

红薯玉米粥

玉米粒 30 克，红薯 50 克，大米 100 克

1.红薯切小块，玉米粒洗净，大米洗净；
2.将红薯块、玉米粒和大米一同倒入锅中，加水大火煮开，转小火煮至粥成即可。

菊花山楂饮

菊花、山楂各 15~20 克，冰糖适量

将菊花和山楂用开水冲泡，酌情加冰糖，每日 1 剂，代茶饮用。

低热荤菜

养生粥品

美味汤饮

洋葱炒肉片

洋葱 150 克，猪瘦肉 100 克，油、调味品各适量

1.油倒入锅中烧至八成热，放入猪瘦肉煸炒；
2.下入洋葱，倒入酱油、盐调味，洋葱熟时出锅。

功效：刺激食欲、扩张血管

蒜泥海带粥

蒜 2 瓣，海带 20 克，大米 100 克

1.蒜去皮，捣成蒜泥，海带泡软，泡去咸味，切丝；
2.大米和海带丝加水一同熬粥，粥成时加入蒜泥，搅拌均匀即可。

功效：抗菌消炎、软化血管

海藻大豆汤

海带、海藻各 30 克，水泡大豆 150 克，调味品各适量

1.将海带、海藻用温水泡发洗净切丝；
2.大豆洗净，同入锅内，加水炖汤，加调味品。

功效：软坚化痰、宽中下气

01 按摩内关穴

位置：前臂掌侧、腕横纹上 2 寸，掌长肌腱与桡侧腕屈肌腱之间。

按摩手法：用拇指指尖垂直掐按内关穴 2~3 分钟，以有酸胀、微痛的感觉为宜。每日 2 次。

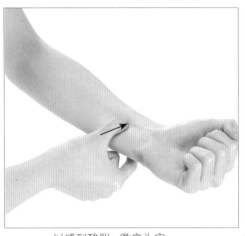

以感到酸胀、微痛为宜。

02 耳部反射区疗法

在耳部找到神门、心、交感、肾上腺的相应反射区。每次选 4~6 个反射区，先用手指按揉再用王不留行籽贴压。每日或隔日 1 次，10 次为 1 个疗程。

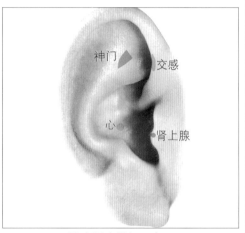

注意逐步增加压力。

03 常吃芹菜，保持大便通畅

冠心病患者饮食宜清淡，禁用肥甘厚味、烟酒、浓茶，多吃蔬果，保持大便通畅，纠正偏食。芹菜富含多种维生素、微量元素和膳食纤维，具有清热解毒、利尿消肿、平肝舒压、预防便秘、防癌抗癌等功效。芹菜叶茎中还含有芹菜素、芹菜苷、佛手苷内酯和挥发油，具有降血压、降血脂、防治动脉粥样硬化的作用。

推荐吃法：嫩芹菜 200 克，水发海带、水发木耳各 50 克。海带、木耳切丝，用沸水焯熟；芹菜切成 3 厘米长的段，沸水煮 3 分钟后捞起，所有食材冷却后加调料拌匀。分早、晚 2 次服食。

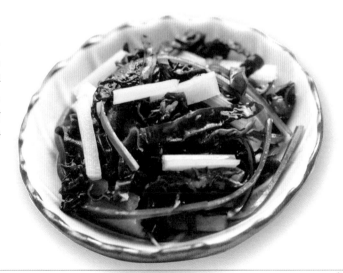

04 三款荷叶茶，消脂通便

• 降血脂

荷叶碱是从荷叶中提取的生物碱，荷叶碱可扩张血管，清热解暑，有降血压的作用。

• 减肥

荷叶中的生物碱有降血脂作用，且临床上常用于肥胖症的治疗。因荷叶可以明显抑制细胞内胆固醇合成，抑制脂肪酶活性，并无明显腹泻和食欲减退的现象，从根本上减重，并更有效地控制反弹。

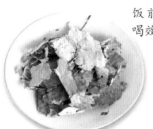

饭前 1~2 小时内喝效果最佳。

荷叶的选购：正面青绿色或棕绿色，有白色短粗腺毛；背面灰黄色或淡灰绿色，平滑有光泽；微有清香气，味淡微涩。以叶大、完整、色绿、无斑点者为佳。

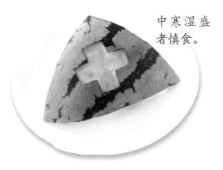

中寒湿盛者慎食。

西瓜皮为葫芦科植物西瓜的外层果皮。西瓜皮，用刀削去外果皮及残留的果肉，洗净，晒干。以外皮青绿色，内皮近白色，无杂质者为佳。

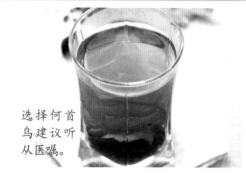

选择何首乌建议听从医嘱。

首乌荷叶茶

首乌 10 克，荷叶、决明子各 5 克，放入杯中，沸水冲泡，代茶饮服。每天喝数次。体质虚寒的人不建议喝此茶。

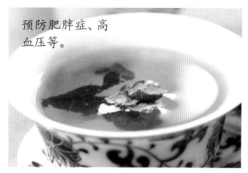

预防肥胖症、高血压等。

山楂荷叶茶

荷叶 10 克，撕小片；山楂 5 个，切片，共同放入锅中煎水，代茶饮。每天喝数次。痛经、月经不调的女性可常喝此茶。

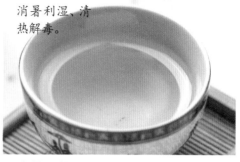

消暑利湿、清热解毒。

瓜皮荷叶茶

新鲜西瓜皮 100 克，红枣 10 枚，荷叶 10 克，共煎汤，每天当茶饮。体质虚寒的人不建议喝此茶。

动脉粥样硬化

慎! 动脉粥样硬化患者忌吃

1. 高胆固醇	**2.** 高饱和脂肪酸	**3.** 高盐高糖、强刺激
		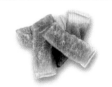
培根	**肥肉**	**腌肉**
*含大量脂肪和胆固醇，经常食用会增加患癌和心脑血管病的风险	*脂肪含量高达90%以上，经常食用会使人体脂肪堆积、血脂升高	*盐含量高，经常食用会增加心脏负担，造成胆固醇堆积
关键词：高胆固醇	关键词：高脂	关键词：高盐
	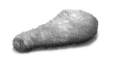	
动物内脏	**炸鸡**	**甜点**
*胆固醇含量偏高，食用后会引起血压波动	*制作过程中用到大量油脂，食用后会增加热量，致使体内脂肪堆积	*热量高、糖分高，食用后引起血糖上升，心跳加速，不利于心脑血管病患者
关键词：高胆固醇	关键词：高脂	关键词：高糖
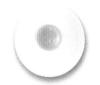	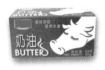	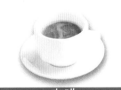
蛋黄	**奶油**	**咖啡**
*胆固醇含量高，摄入过多会增加动脉粥样斑块堆积，导致血流量减少	*含大量反式脂肪酸，进入血管不易清除	*咖啡具有强刺激性，经常饮用易引起心肌缺血、心悸以及心绞痛
关键词：高胆固醇	关键词：高脂	关键词：强刺激

动脉粥样硬化患者宜吃 荐!

1. 降血脂	2. 扩张血管	3. 抗凝血

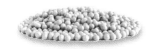 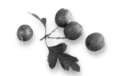

大豆
* 每天吃 40 克大豆或其他豆类,可降低胆固醇

关键词: 降低胆固醇

豆腐
* 含有不饱和脂肪酸,可分解附着于血管壁的胆固醇,可防治血管硬化

关键词: 分解胆固醇

山楂
* 山楂黄酮可显著降低血清总胆固醇,降低血液黏稠度

关键词: 抗凝血

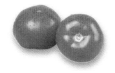 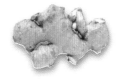

番茄
* 番茄红素可降低血液中低密度脂蛋白的含量,可降低胆固醇

关键词: 降低胆固醇

海带
* 海带中的碘和镁,对防止动脉脂质沉淀有一定作用

关键词: 减少脂质沉淀

姜
* 能降低血液黏稠度,同时减少血小板凝聚

关键词: 抗凝血

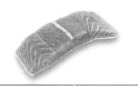 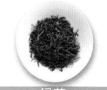

三文鱼
* 含丰富的不饱和脂肪酸,能降低血液中甘油三酯水平,增强血管弹性

关键词: 降血脂

蒜
* 具有明显的降血脂和预防动脉粥样硬化的作用,并能有效防止血栓形成

关键词: 防止血栓形成

绿茶
* 含有茶多酚,能缓解血液高凝状态,增强红细胞弹性,缓解或延缓动脉粥样硬化

关键词: 抑制血小板凝集

动脉粥样硬化一日食谱

动脉粥样硬化的营养治疗原则是控制能量及脂肪的摄入，限制碳水化合物摄入，多吃豆制品、蔬菜，清淡少盐，忌暴饮暴食。

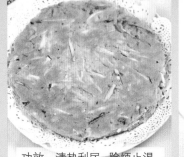

功效：清热利尿、除烦止渴

西葫芦饼

面粉 100 克，西葫芦、鸡蛋各 1 个，油、盐各适量

1. 西葫芦洗净切成丝；
2. 面粉、鸡蛋加适量水，加入西葫芦丝，放一点盐，搅匀；
3. 锅中放适量油，小火加热，倒入面糊，煎至两面金黄，饼熟透。

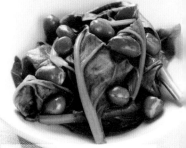

功效：养血、止血、敛阴、润燥

果仁拌菠菜

菠菜 400 克，熟花生米 20 颗，调味品各适量

1. 将菠菜择洗干净，在菜梗和菜叶间切断，在开水中焯熟，捞出过凉，沥干备用；
2. 将菠菜、熟花生米放入容器中，淋上调味品拌匀即可。

用餐时间参考

早餐 7~8 点
西葫芦饼
葡萄胡萝卜汁
山药薏米粥

加餐 10 点
橙子

午餐 12 点
清蒸鲈鱼 肉末胡萝卜炒青豆
芝麻酱拌面 果仁拌菠菜

加餐 15 点
酸奶

晚餐 18 点
凉拌藕 冬瓜海带汤
紫菜鱼片粥

健康主食

芝麻酱拌面

面条 300 克，黄瓜丝 100 克，芝麻酱、胡萝卜、香椿芽、蒜泥、醋各适量

1. 胡萝卜、香椿芽切末；
2. 芝麻酱 2 勺，加凉开水稀释，蒜泥加醋调匀；
3. 将面煮熟后，过凉水；
4. 面条放入碗里，加黄瓜丝、胡萝卜末、香椿芽末，浇蒜泥、芝麻酱拌匀。

功效：健脾开胃、益气补肾

清新素食

凉拌藕

藕 2 节，芹菜段、胡萝卜、盐各适量

1. 把藕切成片，胡萝卜切丝；
2. 胡萝卜丝用少许的盐腌 5 分钟；
3. 锅中水烧开放入藕和芹菜段，煮 30 秒钟，捞出放入盐拌匀；
4. 放入有胡萝卜的碗中拌匀装盘。

功效：活血降压、强壮筋骨

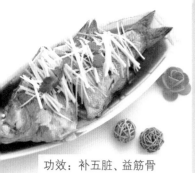

功效：补五脏、益筋骨

清蒸鲈鱼

鲈鱼1条，葱白2段，姜1块，油、蒸鱼豉油各适量

1. 将鲈鱼洗净，放盘中，鱼身上放姜片和1段葱白，放入锅内，蒸10分钟；
2. 取出蒸好的鱼，去掉姜和葱，倒掉蒸鱼的汤汁；
3. 姜切丝，剩余的葱白切丝，都铺在鱼的身上；
4. 将烧热的油淋在鱼的身上，再倒上蒸鱼豉油。

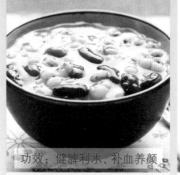

功效：健脾利水、补血养颜

山药薏米粥

红豆、薏米各30克，山药100克，燕麦片适量

1. 山药洗净切小块；
2. 红豆和薏米洗净，煮熟；
3. 然后将山药块和燕麦片倒入锅中，盖好盖子，开火继续煮；
4. 煮至山药熟透即可。

功效：补虚强身、化痰健脾、滋阴润燥

冬瓜海带汤

冬瓜500克，海带100克，陈皮1小块，猪瘦肉300克，调味品各适量

1. 冬瓜连皮切块，猪瘦肉切块且余去血水，陈皮切丝；
2. 将所有食材一起放入煲内，加适量水，大火煮开后，转小火煮2个小时，加入调味料即可。

低热荤菜

肉末胡萝卜炒青豆

青豆300克，胡萝卜丁、猪肉末各100克，油、葱花、调味品各适量

1. 猪肉末内加入少许生抽、淀粉、盐搅拌均匀；
2. 锅中热油爆葱花后把猪肉末放入翻炒；放入胡萝卜丁和青豆翻炒；
3. 加入调味品拌匀即可。

功效：补肝养胃、滋补强壮

养生粥品

紫菜鱼片粥

大米、鱼肉各60克，姜丝、紫菜、葱花、调味品各适量

1. 鱼肉切成薄片，加少许姜丝、料酒，1/2茶匙盐，胡椒粉，腌15分钟；
2. 大米洗干净，加适量水，大火煮开，放入紫菜，改用小火焖30分钟；
3. 加鱼肉片，煮开后放盐、葱花，鱼肉熟透即可。

功效：健脾、开胃、益气、利水

美味汤饮

葡萄胡萝卜汁

胡萝卜半根，葡萄20颗，柠檬2片

1. 胡萝卜洗净切条，葡萄洗净，柠檬切片；
2. 原料放入榨汁机，倒入适量的水，榨汁即可。

功效：补中气、壮元阳、安五脏

01 按摩太溪穴

位置：位于足内侧，内踝尖后方与跟腱之间的凹陷处。

按摩手法：用大拇指按揉太溪穴1分钟。食指可同时按揉昆仑穴，效果更佳。

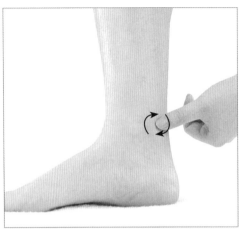

昆仑穴位于脚外踝尖后方，外踝尖与跟腱之间的凹陷处。（图为太溪穴）

02 按摩太冲穴

位置：在足背，第1、第2跖骨间，跖骨底结合部前方凹陷中，或触及动脉搏动处。

按摩手法：用拇指指腹推压太冲穴，从脚趾向脚跟的方向，每次约1分钟。

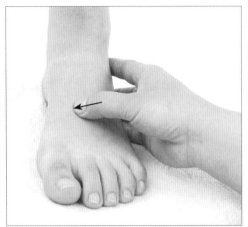

力度以有酸胀感为宜。

03 长期服用白醋泡蒜

生吃蒜或洋葱10~15克可帮助降血压、降血脂、降低血液黏稠度，并有抗氧化、消除炎症和抗血管硬化的作用。蒜可防止心脑血管中的脂质氧化沉积，降低胆固醇，抑制血小板的凝集，降低血浆浓度，增加微动脉的扩张度，促使血管舒张，从而抑制血栓的形成，预防动脉粥样硬化。每天吃两三瓣蒜是降压的最好办法。

推荐吃法：蒜保留两层外皮，洗净，用白醋浸没，一周后即可食用。每天吃两瓣蒜，在饭菜里淋点醋汁，连续食用，即可减轻动脉粥样硬化的程度。

04 三款何首乌食疗方预防动脉粥样硬化

• 清除自由基

何首乌可防止自由基代谢紊乱，从而降低脂质过氧化作用对心血管的损伤，减少动脉粥样硬化的发生。

• 降脂

何首乌中的何首乌总苷、卵磷脂和蒽醌衍生物等物质，可除掉附着在血管壁上的胆固醇，从而达到降低血脂、减少动脉粥样硬化的作用。

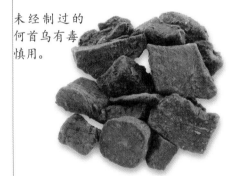

未经制过的何首乌有毒慎用。

何首乌的选购：真的何首乌表面为红棕色或红褐色，皱缩不平，有浅沟，切面为浅黄棕色或红棕色，质坚实。真的何首乌味苦而涩，假的何首乌味淡。（何首乌具体使用情况请咨询医生）

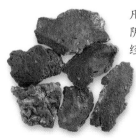

凡是血分有热伤阴的人，都可以经常服用。

生地黄清热凉血，滋阴养血，生津；用于热病烦渴、阴虚内热、吐血、糖尿病。生地黄流浸膏对心脏的收缩力有显著增强作用，对衰弱的心脏效果更显著。

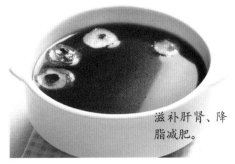

滋补肝肾、降脂减肥。

首乌山楂汤

何首乌 30 克，山楂 20 克，红糖适量。何首乌、山楂洗净，切碎。同时放入砂锅煎水，加红糖搅匀，代茶饮。

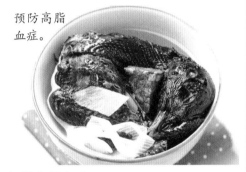

预防高脂血症。

何首乌煲乌鸡

乌鸡洗净，斩块，和何首乌、红枣一起放入砂锅内，加入适量盐、姜、黄酒，煲至乌鸡酥烂即可。

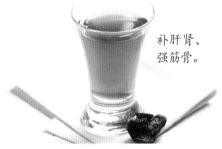

补肝肾、强筋骨。

首乌地黄酒

何首乌、生地黄各 150 克，倒入白酒 10 升，搅匀后密封浸泡，每隔 3 日晃动 1 次，15 日左右开启，滤渣，每次适量饮用。

心律失常

慎! 心律失常患者忌吃

1. 胀气	2. 强刺激	3. 高脂高热
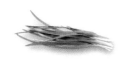	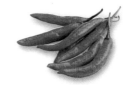	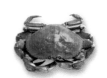
韭菜	**辣椒**	**螃蟹**
* 含有大量膳食纤维，摄入过量会导致消化不良，容易胀气，影响心脏功能	* 含姜辣素，对心血管产生刺激性，造成心律异常	* 高脂肪、高胆固醇，食用会引起血脂升高，加重病情
关键词：胀气	关键词：强刺激	关键词：血脂升高
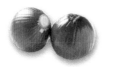	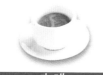	
洋葱	**咖啡**	**肥肉**
* 在体内代谢时容易产生气体，加重病情	* 含有大量咖啡因，容易刺激心脏，加重病情	* 热量和胆固醇含量都很高，且含大量脂肪，常吃会导致胆固醇含量升高
关键词：胀气	关键词：强刺激	关键词：高脂
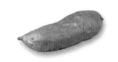		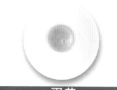
红薯	**白酒**	**蛋黄**
* 大量膳食纤维经肠道细菌充分发酵后会产生大量气体，导致心悸	* 具有强烈刺激性，使心跳加速，导致心脏受损	* 胆固醇含量高，摄入过多会增加动脉粥样斑块堆积，导致血流量减少
关键词：胀气	关键词：强刺激	关键词：高胆固醇

心律失常患者宜吃 荐!

1. 补气血

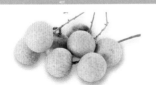

桂圆

* 有益心脾、补气血、安心神的功效，尤其适合心血不足型心悸患者食用

关键词：补心血

百合

* 适用于心气不足型或阴虚火旺型心悸患者，包括体质虚弱的人，更年期妇女

关键词：补心气

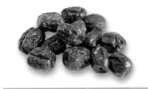

红枣

* 对各种贫血、体弱、生产虚弱、手术之后气血不足所致的心悸患者，最为适宜

关键词：补气血

2. 清热

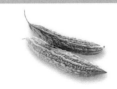

苦瓜

* 清心明目，痰火上扰或心火偏旺的心悸患者食之尤宜

关键词：清心火

海蜇

* 能扩张血管，降低血压，还能防止动脉粥样硬化

关键词：降压

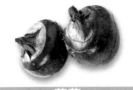

荸荠

* 有清热化痰之功，适宜痰火上扰型心悸患者服食

关键词：清热化痰

3. 强心

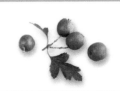

山楂

* 可扩张冠状动脉，适宜阵发性心动过速者心悸时服食

关键词：扩张血管

木耳

* 天然的抗凝剂，能防治动脉粥样硬化、冠心病、高血压和高脂血症

关键词：抗凝血

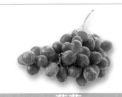

葡萄

* 滋养强壮，补血，强心利尿。对心气不足型和心血不足型心悸患者适宜

关键词：强心

心律失常
一日食谱

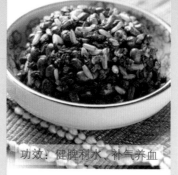

功效：健脾利水、补气养血

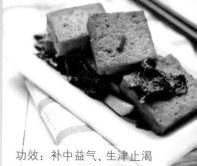

功效：补中益气、生津止渴

心律失常的营养治疗原则是做到少食多餐，低脂清淡，同时注意保证矿物质钾、镁及控制胆固醇的摄入。

红豆杂粮饭

大米80克，红豆20克，红米、紫米各40克

1. 红米、紫米淘洗干净后用水浸泡2小时以上，大米洗净；
2. 红豆洗净后放入电饭锅内，将水烧开然后断电，闷泡4小时以上；
3. 红豆、大米、红米、紫米共同放入锅中，煮至米饭成即可。

红烧紫菜豆腐

豆腐2块，紫菜1小把，葱2根，油、红烧汁、生抽各适量

1. 豆腐切片，放入锅中煎到两面金黄色；
2. 加入红烧汁、生抽和少量水；
3. 紫菜用水泡一下，洗净；
4. 将紫菜放入豆腐锅中，煮2分钟；
5. 加入葱，翻匀出锅。

用餐时间参考

早餐 7~8点
土豆胡萝卜菠菜饼
橘子荸荠汁

加餐 10点
玉米

午餐 12点
红豆杂粮饭 双菇玉米菠菜汤
芦笋甜椒鸡片 木耳炒百合

加餐 15点
香蕉

晚餐 18点
红烧紫菜豆腐 红薯芝麻豆浆
红枣桂圆小麦粥

健康主食

土豆胡萝卜菠菜饼

面粉50克，胡萝卜100克，鸡蛋、土豆各1个，油适量

1. 菠菜切碎，加入鸡蛋搅打，再加适量的面粉搅匀；
2. 土豆、胡萝卜切丝，炒熟；
3. 平底锅烧热，将面糊摊成圆饼，两面煎熟；
4. 将土豆丝和胡萝卜丝铺在饼上，卷好。

功效：健胃消食、安五脏

清新素食

木耳炒百合

水发木耳200克，鲜百合100克，枸杞子20克，姜末、蒜蓉、油、盐、淀粉各适量

1. 炒锅烧热油，爆香姜末和蒜蓉；下木耳，翻炒片刻；放少许水盖上盖子焖一会儿；加入鲜百合翻炒，将鲜百合炒熟；
2. 放入枸杞子、盐调味，倒入水淀粉，翻炒均匀。

功效：清热润肺、益气强身

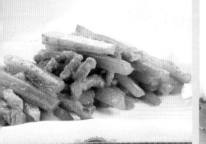

功效：平肝清热、祛风利湿

功效：补血、补肾、健脾

功效：开胃、止咳润肺

芹菜肉丝

芹菜 200 克，猪肉 100 克，红椒丝、油、调味品各适量

1. 猪肉切丝，加盐、生粉、胡椒、料酒，顺着一个方向搅拌，腌制 10 分钟；
2. 将锅烧热，加油，下腌好的肉丝翻炒至变色；
3. 再加入切好的芹菜和红椒丝，一起翻炒；
4. 加盐调味，炒匀即成。

红枣桂圆小麦粥

小麦 50 克，红枣 3 枚，桂圆干 2 颗，枸杞子 20 粒

1. 将所有食材放入锅中，倒入材料 8~10 倍的水，大火烧开；
2. 撇去上面的浮沫，转小火煮至小麦熟烂时关火，再闷 10 分钟。

橘子荸荠汁

荸荠 50 克，橘子 250 克，蜂蜜、水各适量

1. 将橘子去除皮、籽；荸荠洗净，去皮取肉；
2. 将水、蜂蜜、橘子、荸荠一起放入榨汁机中，充分混合搅拌 2 分钟，再取出倒入杯中饮用即可。

低热荤菜

养生粥品

美味汤饮

芦笋甜椒鸡片

鸡胸肉、芦笋各 200 克，红椒、黄椒各 60 克，鸡蛋 1 个，油、调味品各适量

1. 鸡胸肉切片，加入蛋清、淀粉、白胡椒粉、盐抓拌均匀，腌制 5 分钟；
2. 热油，下鸡肉片翻炒，待肉片变成白色，放入芦笋段和红椒条、黄椒条翻炒均匀，加盐调味。

功效：补肝养胃、滋补强壮

红薯芝麻豆浆

大豆 50 克，红薯 200 克，黑芝麻 10 克

1. 大豆事先泡好，煮熟，但不需要煮软；
2. 红薯洗净，切成小块；
3. 黑芝麻放入料理机研成末；
4. 三者一块加入豆浆机，水量随豆浆机型号改变，打成熟豆浆。

功效：补肾、清肠、抗癌

双菇玉米菠菜汤

菠菜、蘑菇、香菇、玉米粒各适量，油、盐各少许

1. 菠菜不用切，将蘑菇、香菇切片，锅里倒上油，烧热后，倒入蘑菇、香菇炒香；
2. 倒入适量水，当水煮开后再继续煮一会儿；
3. 放入菠菜、玉米粒；
4. 水开后，放入盐即可。

功效：增强免疫力、滋阴平肝

01 足部心反射区

位置：左足足底第 4、第 5 跖骨上端。

按摩手法：用拇指指腹推揉心反射区 1~3 分钟。推揉心反射区能促进血液微循环，使血管保持通畅。

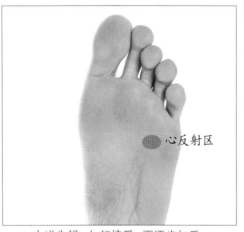

心反射区

力道先轻，如能接受，再逐步加重。

02 足部甲状腺反射区

位置：双足足底第 1 跖骨与第 2 跖骨前半部之间，并横跨第 1 跖骨中部的一"L"形区域。

按摩手法：用食指关节点按甲状腺反射区约 2 分钟。用力要均匀。

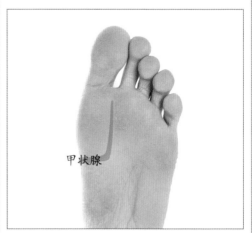

甲状腺

完成后喝一杯水帮助排毒。

03 降脂护心脏，多吃香蕉

香蕉含有丰富的钾、镁、钾、镁，具有抗动脉粥样硬化、降血压、保护心脏的作用。香蕉可润肠通便，能避免用力排便引起的心脑血管意外。

推荐吃法：香蕉去皮，切成小块；木瓜去子，去皮，切成小块。将香蕉块和木瓜块一起放入榨汁机中，加适量牛奶一同搅打成汁即可。

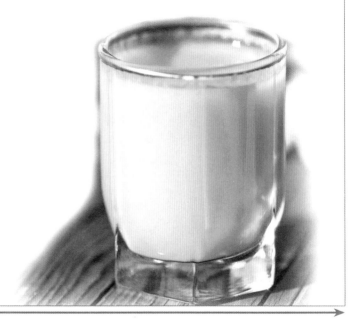

04 三款黄芪茶，补益心气

• 益气固表

生用黄芪，有益气固表、利水消肿、脱毒、生肌的功效。

• 补气养血

蜜炙黄芪有补气益中、养血功效，适用于脾虚泄泻、气虚、血虚、气衰等症。

• 调节血糖

黄芪含有的皂苷和多糖可以改善胰岛细胞功能，双向调节血糖；具有保护心脏、预防心肌缺血的作用。

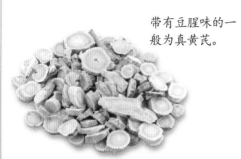

带有豆腥味的一般为真黄芪。

黄芪的选购：黄芪质量以根条粗长、菊花心鲜明、空洞小、破皮少者为佳；红芪以皮色红润、根条均匀、坚实、粉性足者为佳。

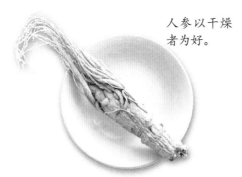

人参以干燥者为好。

人参中的人参皂苷可抑制胰脂肪酶活性，从而能够降低血脂。而且它还能降低血液中的胆固醇和甘油三酯，升高血清高密度脂蛋白胆固醇，对高脂血症有作用。

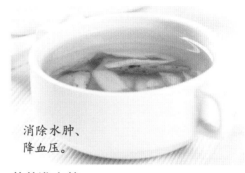

消除水肿、降血压。

黄芪淮山茶

黄芪片、淮山片各 30 克。冷水入砂锅，小火慢煮 30 分钟左右，取汁。煮 3 次，去渣，将 3 次煮的汁混合，代茶饮用。

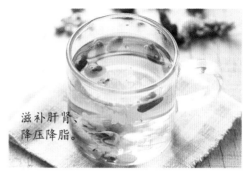

滋补肝肾、降压降脂。

黄芪枸杞子菊花茶

菊花、枸杞子各 15 克，黄芪 25 克。将所有药材先过水洗一遍。药材放入杯中加热水，入味后当作一般茶饮。

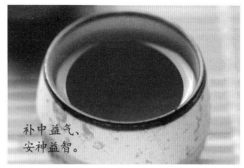

补中益气、安神益智。

参芪红枣茶

人参、黄芪各 20 克，洗净，切薄片，红枣 10 枚，共同煎水，去渣取汁即可。

心肌缺血

慎! 心肌缺血患者忌吃

1. 亚硝酸盐含量高	**2.** 强刺激性	**3.** 热量高、脂肪高
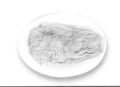	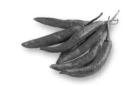	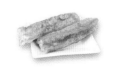
酸菜	**辣椒**	**油条**
* 其中的亚硝酸盐会令红细胞失去携带氧的能力，导致组织缺氧	* 辛辣的味道会刺激血液循环，可能会加重因心脑血管病出现的心慌、心悸	* 炸制过程中吸收了大量的油脂，热量很高，不利于血压、血脂的控制
关键词：亚硝酸盐含量高	关键词：强刺激性	关键词：油脂高、热量高
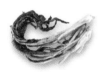		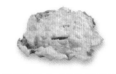
雪里蕻	**白酒**	**油饼**
* 被腌制成咸菜食用，含盐较多，心脑血管病患者忌多食盐	* 酒精在体内产生大量热量，会增加肝脏、心脏、血管的负担	* 在制作过程中会加入很多油脂，导致热量高、油脂高
关键词：高含盐量	关键词：强刺激性	关键词：油脂高、热量高
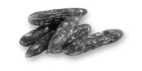		
香肠	**啤酒**	**蛋糕**
* 高盐食物，每100克香肠中钠含量高达2.3克	* 大量饮用心率提高会对肝脏有所损伤，加重心脏、肾脏的负担	* 其所含糖分和热量很高，不利于高血压、高脂血症患者食用
关键词：高钠	关键词：加重心脏负担	关键词：含糖高、热量高

心肌缺血患者宜吃 荐！

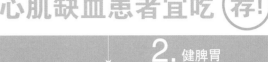

| **1.** 补气血 | | **2.** 健脾胃 |

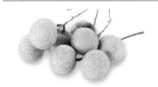

桂圆
* 含铁量相当丰富，可用于改善贫血的食疗中

关键词： 补心脾，益气血

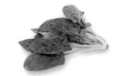

菠菜
* 最擅长补血，对身体健康有重要作用

关键词： 养血，止血，敛阴

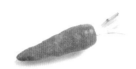

胡萝卜
* 富含多种维生素，具有促进肠道蠕动，清除自由基，促进血液流动的作用

关键词： 清除自由基

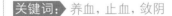

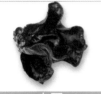

木耳
* 能减少血液凝块，缓和冠状动脉粥样硬化，具有一定抗肿瘤作用。其含铁量高

关键词： 补气血

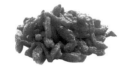

枸杞子
* 我国传统中药材，具有补肾养肝、润肺明目等功效

关键词： 滋补肝肾，润肺明目

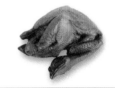

乌鸡
* 含有丰富的维生素 A、硒，能清除体内自由基

关键词： 清除自由基

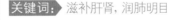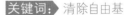

南瓜
* 能润肺益气、化痰排脓、治咳止喘、疗肺痈与便秘，并有利尿、美容等作用

关键词： 益气

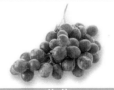

葡萄
* 含大量葡萄糖，对心肌有营养作用。葡萄能补气血，强筋骨，利小便

关键词： 补气血，强筋骨

山药
* 可有效阻止血脂在血管壁的沉淀，保持血管弹性

关键词： 阻止血脂沉淀

心肌缺血
一日食谱

心肌缺血的营养治疗原则是低盐低脂，清淡饮食，多吃红薯、番茄、胡萝卜、木耳、山楂等具有活血补血功能的食材。

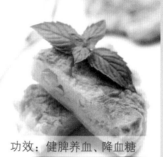

功效：健脾养血、降血糖

南瓜山药玉米饼

玉米粒 200 克，南瓜、山药各 50 克，淀粉、调味品各适量

1. 南瓜、山药去皮，蒸熟，用匙压烂；
2. 玉米粒中加入蒸熟的南瓜、山药，加盐、白糖、淀粉拌匀，做成小饼备用；
3. 油锅烧热，放入小饼，用小火煎至两面金黄即成。

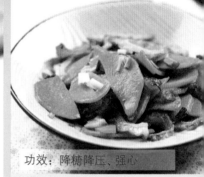

功效：降糖降压、强心

苦瓜炒胡萝卜

苦瓜 2 个，胡萝卜 3 根，葱末、油、调味品各适量

1. 苦瓜洗净，纵向切成两半，去瓤，切片；胡萝卜削皮洗净，切成薄片；
2. 锅内倒油烧热，放入苦瓜片和胡萝卜片，大火快炒 5 分钟；
3. 加入葱末、盐，转中火炒匀即可。

用餐时间参考

早餐 7~8 点
南瓜山药玉米饼
木耳红枣粥
苦瓜炒胡萝卜

加餐 10 点
蒸山药

午餐 12 点
冬瓜菠菜羹 芝麻山药麦饼
炒二冬 肉末茄子

加餐 15 点
蒸南瓜

晚餐 18 点
葡萄山药粥 木耳豆腐汤
青椒炒鳝片

健康主食

芝麻山药麦饼

全麦面粉 150 克，粗燕麦片、山药各 100 克，黑芝麻 15 克，盐、橄榄油各适量

1. 山药捣成泥，将山药泥混入所有材料充分糅合，并分成数个小面饼；
2. 将面饼表面薄薄抹上一层橄榄油，入锅内蒸熟。

功效：健脾养胃、清肠排毒

清新素食

炒二冬

冬瓜 300 克，冬菇 100 克，鸡汤、葱丝、姜丝、油、调味品各适量

1. 锅内放油烧至五成热，放入葱丝、姜丝煸炒出香味，随即下入冬瓜、冬菇、盐、黄酒、鸡汤翻炒；
2. 用水淀粉勾芡，淋上香油即成。

功效：降低胆固醇、减肥

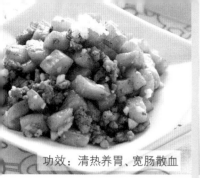

功效：清热养胃、宽肠散血

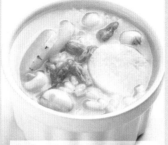

功效：生津止渴、补脾养胃

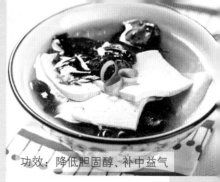

功效：降低胆固醇、补中益气

肉末茄子

茄子 200 克，瘦肉末 120 克，姜、葱、油、调味品各适量

1.茄子洗净切丁，水浸渍 1 小时；姜、葱洗净，切丝；
2.起油锅，放入葱丝，加入茄子丁，炒熟铲起；
3.另用油起锅，下瘦肉末、姜丝，炒熟，并与茄丁混匀，调味即可。

葡萄山药粥

山药 50 克，莲子 20 克，大米 100 克，葡萄干适量

1.山药洗净、去皮，切片，浸泡在水里；
2.莲子洗净，用凉水浸泡，葡萄干、大米分别洗净；
3.将大米洗净，倒入锅中，加水大火煮沸，倒入山药片、莲子和葡萄干，再次煮沸后转小火，煮至粥熟即可。

木耳豆腐汤

干木耳 5 克，豆腐 200 克，盐少许，鸡汤 1 碗

1.先将干木耳泡发后洗净，豆腐切成片，备用；
2.将豆腐片与木耳加入鸡汤，放盐一起炖 10 分钟，即可食用。

低热荤菜

青椒炒鳝片

黄鳝 500 克，青椒 2 个，姜丝、蒜蓉、花椒、油、清鸡汤、调味品各适量

1.油锅爆香姜丝，倒入黄鳝片翻炒 30 秒，待用；
2.将姜丝、蒜蓉、花椒炒香，加青椒块快炒 10 秒，加黄鳝片拌炒 3 分钟；
3.加入 5 汤匙清鸡汤和适量料酒、盐、酱油、白胡椒粉拌炒，入味即可。

功效：温中益气、养血固脱

养生粥品

木耳红枣粥

大米 100 克，红枣 30 克，干木耳 5 克，白糖适量

1.大米浸泡 30 分钟，干木耳泡发；
2.将所有材料放入锅内，加水适量，用大火烧开，然后转小火炖熟，直至木耳软烂、大米成粥；
3.按个人口味加适量白糖即可食用。

功效：补血、降压、去脂

美味汤饮

冬瓜菠菜羹

冬瓜 300 克，菠菜 200 克，羊肉 30 克，高汤、葱、姜、调味品各适量

1.炒锅加油烧热，投入葱花，放羊肉片煸炒，接着加入葱段、姜片、菠菜、冬瓜块，翻炒；
2.加高汤，煮沸约 10 分钟，加入盐、酱油，最后倒入水淀粉勾芡。

功效：补虚养血、利水消肿

159

01 刮拭劳宫穴

位置：在手掌，第 2、第 3 掌骨间，掌指关节后 0.5 寸（指寸）凹陷中。

按摩手法：用刮痧板刮拭掌心，重点刮拭劳宫穴。

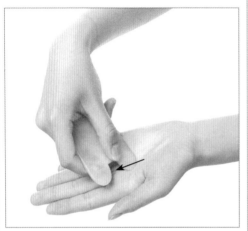

年老体弱者和孕妇谨慎使用。

02 按摩太冲穴

位置：在足背，第1、第2跖骨间，跖骨底结合部前方凹陷中，或触及动脉搏动处。

按摩手法：用拇指指腹朝脚跟中央方向推压太冲穴，力度以稍重为宜。

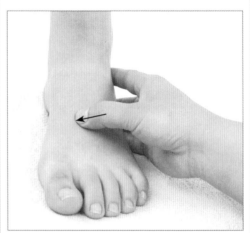

切忌用力过大造成皮下瘀血。

03 吃点洋葱降血脂

洋葱中含有的成分，能够扩张血管，降低外周血管和心脏冠状动脉的阻力，能够对抗体内儿茶酚胺等升压物质，以及促进钠盐排泄。实验证明，心肌缺血患者每日可食用 100 克洋葱，降低血脂作用较好。

推荐吃法：洋葱去外皮后，切细丝；金枪鱼罐头弄散备用。将洋葱丝摆入盘中，接着把金枪鱼肉铺在洋葱丝上，淋入橙汁、醋、生抽，撒上葱花即可。

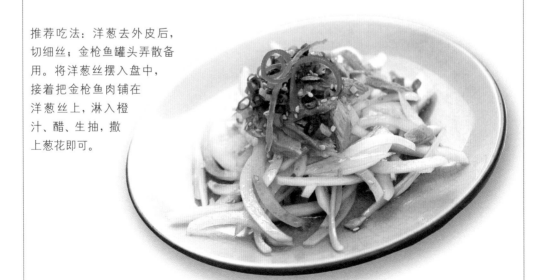

04 三款荞麦食疗方调节心肌功能

• 调节心肌功能

荞麦中总黄酮类物质可以加强和调节心肌功能，增加冠状动脉的血流量，防止心律失常。

• 促进新陈代谢

荞麦中丰富的烟酸，能增强解毒能力，促进新陈代谢。

• 止咳平喘

荞麦具有抗菌、消炎、止咳、平喘、祛痰的作用。

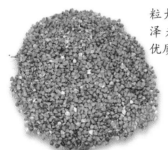

粒大肉厚，色泽光亮的为优质荞麦。

荞麦的选购：挑选大小均匀、颗粒饱满的荞麦。一旦发现大小不一的荞麦，就要留心了，可能是好坏掺和在一起销售的。

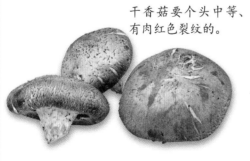

干香菇要个头中等、有肉红色裂纹的。

香菇多糖可提高小鼠腹腔巨噬细胞的吞噬功能，提高 T 淋巴细胞的杀伤活性。没有鲜香菇时，可以用干的香菇泡发代替，泡发香菇的干净水可煮粥使用。

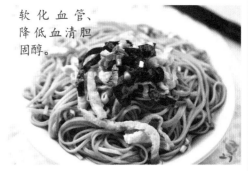

软化血管、降低血清胆固醇。

凉拌荞麦面

荞麦面煮熟，过凉水。鸡蛋煎成薄片，切丝。适量水加蚝油、醋、盐，做成淋汁。将荞麦面加入蛋丝、海苔，撒上葱花，再淋上汁。

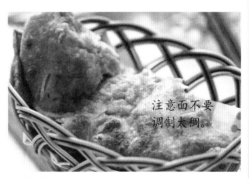

注意面不要调制太稠。

西葫芦荞麦饼

荞麦面、小麦面粉混合，打入鸡蛋，加入少许盐、水，搅成面糊，放入西葫芦丝搅匀，入锅，煎至两面金黄即可。

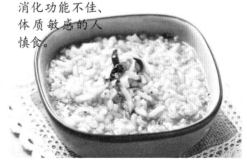

消化功能不佳、体质敏感的人慎食。

香菇荞麦粥

黑米、荞麦加大火煮沸，改小火煮 45 分钟，放入香菇丝，淋入少许油、盐，搅拌均匀，煮至米烂、香菇熟即可。

脑卒中

慎！ 脑卒中患者忌吃

1. 高饱和脂肪酸	**2.** 高热量高油脂	**3.** 高盐分
	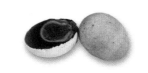	
肥肉	**皮蛋**	**腌萝卜干**
*饱和脂肪酸多，长期食用会与体内胆固醇结合沉积于血管壁，使血管变窄	*胆固醇含量高，氧化脂类含量高，可使血清胆固醇升高，诱发高脂血症	*腌制的过程中使用了较多盐，会导致高血压
关键词：高脂	关键词：高胆固醇	关键词：高盐
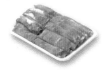	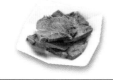	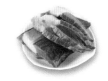
羊肉	**卤肉**	**腊肉**
*高蛋白质、高饱和脂肪，易引发动脉粥样硬化	*制作过程中使用大量的油、盐以及香精，过量食用会升高血压、增加甘油三酯	*食用后血压会升高，脑卒中患者血管弹性差，不宜食用
关键词：高脂	关键词：升压升脂	关键词：升高血压
	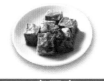	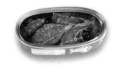
奶油	**臭豆腐**	**鱼罐头**
*含大量胆固醇和饱和脂肪酸，结合后沉积于血管内皮，使血管变窄	*在发酵过程中，易被微生物污染，从而引发各种疾病。炸制过程会吸入很多热量和油脂	*鱼罐头含盐量高，不适合心脑血管病患者食用
关键词：高脂	关键词：高热量、高油脂	关键词：高盐

脑卒中患者宜吃 荐!

1. 强身健体	2. 保护血管	3. 排毒清肠

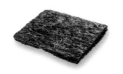

紫菜

* 所含多糖具有明显增强免疫力的功能，是脑卒中患者恢复期的食疗佳品

关键词： 增强免疫力

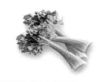

芹菜

* 所含维生素 P 能降低毛细血管通透性，增加血管弹性，降低脑卒中发病率

关键词： 增加血管弹性

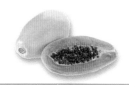

木瓜

* 木瓜酵素能帮助消化，减轻肠胃负担，防治便秘，适合长期卧床的脑卒中患者

关键词： 通便清肠

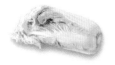

白菜

* 膳食纤维含量高，能润肠通便，促进胆固醇排出，可降低脑卒中发病率

关键词： 降低胆固醇

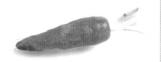

胡萝卜

* 富含维生素，可促进血液循环，维持血管弹性

关键词： 保护血管

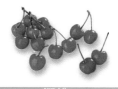

樱桃

* 富含花青素、维生素 E 等，是有效的抗氧化剂，能清除自由基，降低脑卒中发病率

关键词： 抗氧化

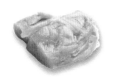

鸡肉

* 含维生素 E，容易被人体吸收，且能活血脉，适合脑卒中患者

关键词： 补血活血

虾

* 富含锌和镁，能扩张冠状动脉，防止动脉粥样硬化

关键词： 扩张血管

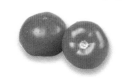

番茄

* 含有的番茄红素能预防和修复损伤细胞，对缓解脑卒中症状有益

关键词： 缓解脑卒中症状

脑卒中
一日食谱

脑卒中的营养辅助治疗原则是少吃多餐、饮食清淡、少油易消化，注意补充蛋白质。

功效：健脾养胃、润肠通便

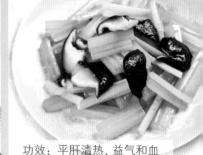

功效：平肝清热、益气和血

玉米南瓜饼

玉米面 100 克，南瓜 150 克，油适量

1.南瓜洗净，去皮、瓤，切成块，蒸煮，碾成泥；
2.将南瓜泥倒入玉米面中，加水，用筷子搅成团；
3.将面团分成小剂，用手压成薄饼，电饼铛中涂少许油，放入玉米南瓜饼，烤至两面金黄即可。

香菇炒芹菜

水发香菇 100 克，芹菜 250 克，调味品各适量

1.将香菇片、芹菜丝同入沸水锅中焯透，捞出，控干水；
2.炒锅上火，放香油、葱花、姜末，煸炒片刻后下香菇片、芹菜丝煸炒，烹入黄酒，加酱油、盐，翻炒均匀即成。

用餐时间参考

早餐 7~8 点
玉米南瓜饼
香菇炒芹菜
黑米党参山楂粥

加餐 10 点
苹果

午餐 12 点
豆腐卷 空心菜炒肉
双耳炒黄瓜 冬瓜白菜汤

加餐 15 点
蒸红薯

晚餐 18 点
生菜豆腐汤 麦冬小麦粥
虾仁炒西葫芦

健康主食

豆腐卷

面粉 200 克，豆腐、豆瓣酱、葱花、油、发酵粉、盐、白糖各适量

1.面粉、发酵粉、盐、白糖和成面团；面团发酵好后揉出空气，擀成圆饼状；
2.将豆腐碾碎，加入豆瓣酱、葱花和油，搅拌均匀，铺在面饼上；
3.卷起面饼，放入锅中蒸熟，用刀切成小段即可。

功效：补中益气、清热润燥

清新素食

双耳炒黄瓜

干木耳、银耳各 15 克，黄瓜 100 克，葱、姜、油、调味品各适量

1.银耳、干木耳分别泡发，焯水后切片；黄瓜切片，葱、姜切丝备用；
2.锅置火上，倒油烧热，加入葱丝、姜丝，炒出香味，放入银耳、木耳翻炒至七成熟，放入黄瓜片，加盐炒熟即可。

功效：降血压、降血脂、降胆固醇

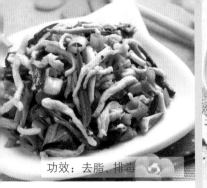

功效：去脂、排毒

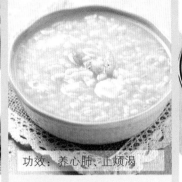

功效：养心肺、止烦渴

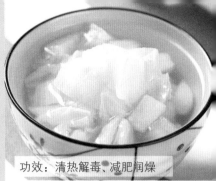

功效：清热解毒、减肥润燥

空心菜炒肉

空心菜 200 克，瘦肉 50 克，蒜末、油、盐各适量

1. 空心菜择洗干净；瘦肉洗净，切成丝；
2. 锅置火上，倒油烧热，放瘦肉丝翻炒至肉变色，下空心菜翻炒；
3. 待空心菜变蔫时，调入盐、蒜末，翻炒至空心菜熟即可。

麦冬小麦粥

山药 15 克，小麦 30 克，麦冬 5 克，大米 50 克

1. 山药去皮，洗净，切成小块；
2. 小麦、麦冬、大米洗净，与水一起放入锅内，大火煮沸后，放山药块，小火煮至小麦熟烂即可。

冬瓜白菜汤

小白菜 200 克，冬瓜 100 克，盐适量

1. 小白菜洗净，切段；冬瓜去皮、瓤，切块；
2. 锅中放水，放入冬瓜块、小白菜段，大火煮开后转小火，炖至冬瓜熟烂，加盐调味即可。

低热荤菜

养生粥品

美味汤饮

虾仁西葫芦

虾仁 100 克，西葫芦 200 克，枸杞子、姜丝、油、调味品各适量

1. 锅置火上，倒油烧热，放姜丝爆香，放西葫芦片，炒至变色；
2. 倒入虾仁继续翻炒，调入盐、糖、醋，撒入枸杞子翻炒均匀即可。

功效：清热、解暑、止渴、除烦

黑米党参山楂粥

黑米 50 克，山楂 10 克，党参 5 克

1. 黑米、党参倒入砂锅中，加水；
2. 大火煮开后，加山楂搅匀后，改小火，煮至粥熟即可，可作为早餐食用。

功效：补气血、降血压

生菜豆腐汤

生菜 200 克，豆腐 100 克，虾米 10 克，姜片、油、盐各适量

1. 豆腐切成小块，入沸水中焯烫一下，虾米加开水、料酒浸泡；
2. 锅置火上，倒油烧热，放姜片煸炒出香味，下豆腐块翻炒两下，加水；
3. 大火烧开后，下生菜、泡好的虾米，加盐即可。

功效：清洁肠胃、清热润燥

01 按摩合谷穴

位置：在手背，第1、第2掌骨之间，约平第2掌骨中点处。

按摩手法：用拇指指尖按揉合谷穴5~10分钟，以有酸胀、微痛的感觉为宜。

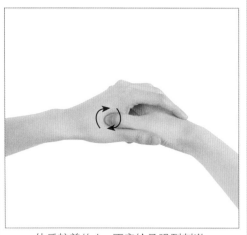

体质较差的人，不宜给予强烈刺激。

02 按摩足三里穴

位置：站位弯腰，同侧手虎口围住髌骨上外缘，余四指向下，中指指尖处即是。

按摩手法：用拇指和食指指尖刺激足三里穴100下，按、压、揉、搓皆可。

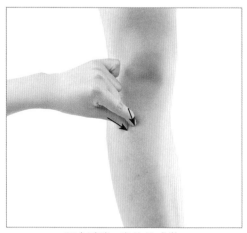

要有酸胀、发热的感觉。

03 多吃海带减少胆固醇沉积

多吃些含碘丰富的食物，如海带、紫菜、海鱼、虾米等海产品，可促进能量代谢。海带、紫菜中的多糖能减少胆固醇在动脉壁上的沉积，防止动脉粥样硬化的发生。

推荐吃法：海带用凉水浸泡1小时，洗净沥干，切细条。嫩豆腐切成1厘米见方的小块。锅中热油，待油热后放入蒜蓉炒香，放入切条的海带条、生抽，略微翻炒几下，加入牛肉高汤，煮沸后加入豆腐块炖熟，加盐调味即可。

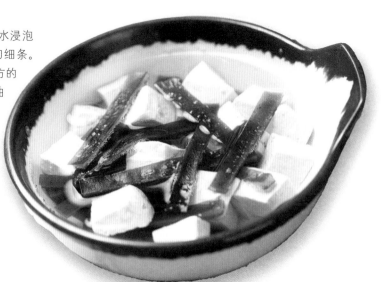

04 三款决明子茶降低血清胆固醇

• 降压

决明子中的决明素降压效果显著，大黄酚有平喘、利胆、保肝和降压作用。

• 强心

所含大黄素葡萄糖苷、大黄素蒽酮、大黄素甲醚，能降低血清胆固醇。

• 明目

用于目赤肿痛、青盲内障等症。缓解目赤肿痛，畏光多泪等症。

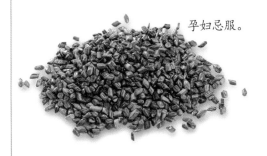

孕妇忌服。

决明子的选购：以颗粒饱满、色绿棕者为佳。颗粒不饱满，发霉、变质等不宜购买。决明子宜存储在通风干燥处。长期服用可引起肠道病变或引起难治性便秘。

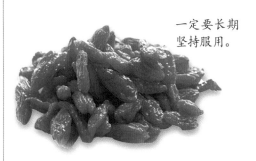

一定要长期坚持服用。

枸杞子以粒大、色红、肉厚、质柔润、子少、味甜者为佳。枸杞子有提高机体免疫力的作用，可以补气强精、滋补肝肾、抗衰老、止消渴、暖身体、抗肿瘤。

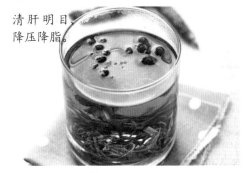

清肝明目，降压降脂。

夏枯草决明子茶

夏枯草 10 克，决明子 30 克，绿茶 5 克。决明子炒至黄色，磨碎。将夏枯草与决明子、绿茶同放入杯中，冲入沸水，加盖闷 15 分钟。

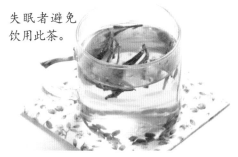

失眠者避免饮用此茶。

决明子绿茶饮

决明子、绿茶各 5 克。将决明子用小火炒至香气溢出时取出，晾凉，再与绿茶一同冲入沸水，即可饮服。

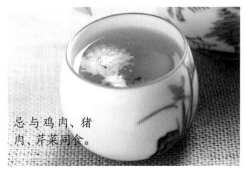

忌与鸡肉、猪肉、芹菜同食。

杞菊决明子茶

枸杞子 10 克，菊花 3 克，决明子 20 克。将枸杞子、菊花、决明子同时用沸水冲泡，闷 15 分钟后即可饮用。

脑血栓

慎! 脑血栓患者忌吃

1. 含糖量高	2. 高胆固醇	3. 高热、高盐、强刺激

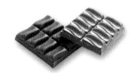 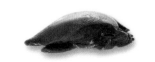 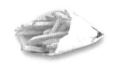

巧克力	动物内脏	薯条
*食用后会导致机体产生收缩血管的激素，容易引起头痛，加重病情。巧克力含糖较高	*胆固醇含量高，多吃易导致动脉粥样硬化，血管堵塞，大脑供氧不足	*油炸食品食用后不易消化，不适合脑血栓患者食用。油炸时会吸入油脂和热量
关键词：高热量	关键词：堵塞血管	关键词：高热量

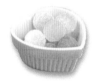 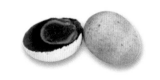

糖果	皮蛋	白酒
*含糖量高，食用过多会升糖升压，使病情恶化	*胆固醇含量高，氧化脂类含量高，易诱发各种心脑血管病	*酒精度高，可损害血管内膜，引起血管收缩，管腔变窄，容易形成血栓
关键词：高糖	关键词：高胆固醇	关键词：强刺激性

 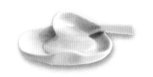 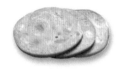

月饼	黄油	火腿
*吃月饼会增加体内脂肪含量，立即提高血液中的血糖水平，不利于心脑血管病	*含大量胆固醇和饱和脂肪酸，二者结合会加重脑血栓病情	*腌制过程中加入过多食盐，吃后易引起血压升高，增加脑血栓概率
关键词：高热量、高糖	关键词：高饱和脂肪酸	关键词：含盐量高

脑血栓患者宜吃 荐!

1. 降低胆固醇	**2.** 降压降脂	**3.** 预防血栓、保护血管

紫米

*富含膳食纤维和植物甾醇，可降低胆固醇，预防动脉粥样硬化

关键词：降低胆固醇

金针菇

*高钾低钠，促进体内钠盐排出，降低血压，降低脑血栓发病率

关键词：降压降脂

木耳

*木耳多糖具有明显抗血栓形成的作用

关键词：抗血栓

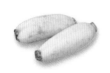

藕

*含有黏液蛋白和膳食纤维，能减少脂质吸收，增强免疫力

关键词：减少脂质吸收

燕麦

*具有降低血液中胆固醇和甘油三酯的作用，常吃可防动脉粥样硬化

关键词：降压降脂

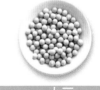

大豆

*能降低血脂和胆固醇，可保持血管弹性，健脑

关键词：降低胆固醇

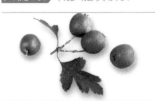

山楂

*含三萜类和黄酮类成分，可加强和调节心肌，还能降低血清中的胆固醇

关键词：降低胆固醇

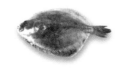

海鱼

*海水鱼类的鱼油中有较多的不饱和脂肪酸，能降血脂，预防动脉粥样硬化及脑血栓

关键词：降血脂

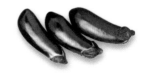

茄子

*含有较多的维生素 P，能增加毛细血管的弹性，对防治高血压有一定的作用

关键词：保护血管

脑血栓
一日食谱

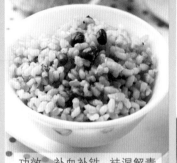

功效：补血补铁、祛湿解毒

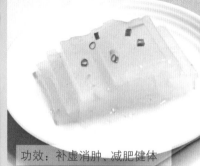

功效：补虚消肿、减肥健体

饮食要易消化，并富含维生素、矿物质（如钙、钾等）及类黄酮等成分的食物，饮食要清淡，低盐（3 克以内）、低精制糖。

红豆糙米饭

红豆、糙米各 50 克

1. 红豆、糙米洗净，浸泡 8~10 小时；
2. 一起放入电饭锅，加水，按正常程序煮饭即可。

扒冬瓜条

冬瓜 300 克，葱花少许，淀粉、油、调味品各适量

1. 冬瓜条入沸水中焯透，捞出后，过凉水，沥干；
2. 锅置火上，倒油烧热，放葱花煸香，加适量水、盐后，放入冬瓜条，烧开后以水淀粉勾芡，起锅装盘，淋上香油即成。

用餐时间参考

早餐 7~8 点
玉米胡萝卜粥
扒冬瓜条
白萝卜平菇汤

加餐 10 点
柚子

午餐 12 点
红豆糙米饭 黄豆芽排骨汤
薏米炖鸡 芦笋炒南瓜

加餐 15 点
梨

晚餐 18 点
洋葱粥 山药薏米饭
香菇肉末豆腐

健康主食

山药薏米饭

薏米、山药、大米各 50 克，黑芝麻适量

1. 薏米提前用凉水浸泡，山药切片，放入水中浸泡；
2. 将薏米、山药和大米一同放入锅中，加适量水蒸饭；
3. 米饭蒸好后撒上黑芝麻即可。

功效：益气健脾、利水消肿

清新素食

芦笋炒南瓜

南瓜、芦笋各 200 克，油、蒜末、盐各适量

1. 南瓜去皮、瓤，洗净，切成片；芦笋洗净，切段；
2. 锅中倒油烧热，放蒜末爆香，再下南瓜片翻炒，加少许水焖 3 分钟；
3. 放芦笋段炒匀，再焖一两分钟，调入盐即可。

功效：健脾、抗癌

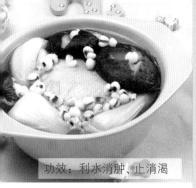

功效：利水消肿、止消渴

功效：明目护肝、增强免疫力

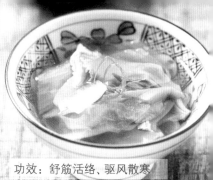

功效：舒筋活络、驱风散寒

薏米炖鸡

鸡肉块150克,薏米50克,香菇2朵,小白菜100克,天门冬5克,盐适量

1. 薏米、天门冬浸泡8~10小时；鸡肉块入沸水中余3分钟,捞出；
2. 鸡肉块放入炖锅内,注入适量开水,炖1小时,放入香菇、薏米及天门冬,再炖约1小时,放入小白菜,调入盐即可。

玉米胡萝卜粥

玉米粒30克,胡萝卜、大米各50克,盐适量

1. 胡萝卜洗净,切丁；玉米粒、大米淘洗干净；
2. 玉米粒、胡萝卜丁与大米同煮成粥；
3. 粥滚开后加盐调味即可。

白萝卜平菇汤

白萝卜、平菇各150克,葱、香油、盐各适量

1. 白萝卜洗净,切片,平菇去蒂,洗净,撕成条状,葱切成葱花；
2. 砂锅中放水,烧开后,放入白萝卜块、平菇和盐,煮至平菇熟烂；
3. 盛出后,撒上葱花,调入少许香油即可。

低热荤菜

养生粥品

美味汤饮

香菇肉末豆腐

豆腐200克,鲜香菇100克,肉末50克,香菜、油、调味品各适量

1. 豆腐切成边长5厘米左右的小方块,中心挖空；
2. 香菇、香菜洗净,切碎,加肉末,调入油、盐、五香粉拌匀,做成馅料；
3. 将馅料填入豆腐中心,放于盘中,入蒸锅蒸熟即可。

功效：清热润燥、生津止渴

洋葱粥

洋葱、大米各50克,盐适量

1. 洋葱去皮,洗净,切丝,大米淘洗干净；
2. 大米与水放入砂锅,大火烧开后,加入洋葱丝,改小火煮成粥；
3. 食用前,加少许盐调味即可。

功效：降压、降脂、提高机体免疫力

黄豆芽排骨汤

排骨100克,黄豆芽200克,姜丝、调味品各适量

1. 排骨、黄豆芽洗净；
2. 锅内放足量水,下排骨、姜丝大火煮开,撇去浮沫；
3. 煮至排骨快熟时,下黄豆芽,调入胡椒粉、盐,煮至黄豆芽软即可。

功效：健脾、清热、止渴、提高免疫力

01 按摩足部垂体反射区

位置：位于双足拇趾趾腹正中。

按摩手法：用拇指指腹按揉垂体反射区 1~3 分钟，用力稳健，速度缓慢均匀。

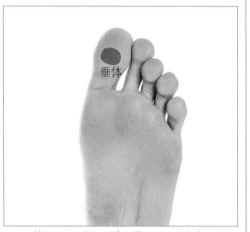

按压时要垂直用力，位置不要移动。

02 按摩足部大脑反射区

位置：位于双足拇趾趾腹全部。

按摩手法：用拇指指腹按揉大脑反射区 1~3 分钟，手指紧贴皮肤，不要后退，也不要左右移动。

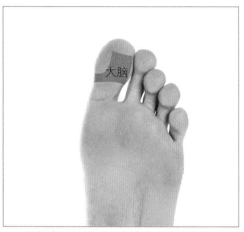

根据自己的忍受程度决定力度的大小。

03 多吃橙子、大豆，补充充足的叶酸

富含叶酸的食物有深色叶类蔬菜、橙汁、大豆和鸡蛋等。每天补充 5 毫克叶酸就能使血浆中的高半胱氨酸转化为对人体有益的蛋氨酸，从而起到防止动脉粥样硬化发生发展的作用。每天吃 200~300 克绿叶蔬菜，喝一杯豆浆或饮一杯橙汁，就可摄取足够的叶酸。叶酸怕酸怕热，因此水果尽量新鲜吃，蔬菜减少加工时间。

推荐吃法：大豆、排骨分别洗净；排骨余水 5 分钟，冲掉血沫。锅中加水，下排骨、姜片，烧开后，调入料酒，放入大豆，改小火煮至肉、豆熟烂，放少许盐调味即可。

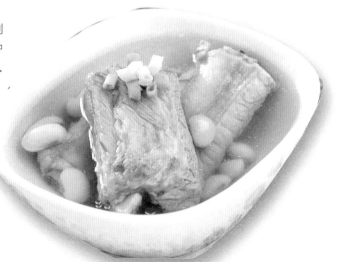

04 常吃葡萄，阻止血栓形成

- 改善心悸

葡萄有补肝肾、益气血、开胃、生津和利便功效。适用于心悸盗汗、水肿等症。

- 防止血栓形成

葡萄中的类黄酮能有效阻止血栓形成，降低人体血清低密度胆固醇水平和血小板的凝聚力，预防心脑血管病。

- 抗氧化

葡萄子有非常好的抗氧化作用。

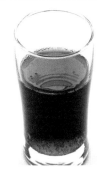

保护肝脏、生津止渴。

红葡萄汁

将红葡萄洗净，去子后放入榨汁机中榨成果汁，用纱布过滤后加适量蜂蜜，调匀即可食用。

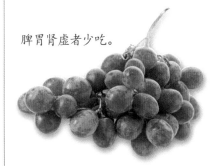

脾胃肾虚者少吃。

葡萄的选购：外观新鲜，大小均匀整齐，枝梗新鲜牢固，颗粒饱满，青子和瘪子较少，外有白霜者，品质为最佳。一般成熟度适中的葡萄，颜色较深、较鲜艳。

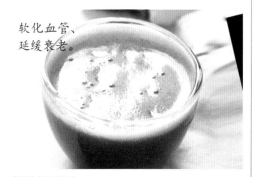

软化血管、延缓衰老。

葡萄柠檬汁

将葡萄洗净，柠檬去皮切成四份。将葡萄、去皮柠檬放入原汁机内压榨成汁。加入冰糖粉调味即可。

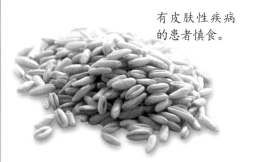

有皮肤性疾病的患者慎食。

燕麦可以改善血液循环，降低血脂，缓解生活工作带来的压力；含有的钙、磷、铁、锌等矿物质，有预防骨质疏松、促进伤口愈合、防止贫血的功效。

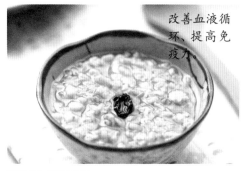

改善血液循环、提高免疫力。

葡萄干燕麦粥

葡萄干 50 克，燕麦 100 克，洗净共同煮成粥即可。

心肌梗死

慎! 心肌梗死患者忌吃

1. 高胆固醇	**2.** 强刺激	**3.** 高饱和脂肪酸、高盐
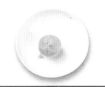	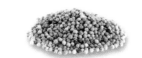	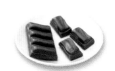
蛋黄	**胡椒**	**代可可脂巧克力**
*含胆固醇高，食用后容易导致胆固醇沉积于血管壁，诱发动脉粥样硬化	*刺激性强，会干扰心脏搏动，加重对心脏的刺激	*含有较多反式脂肪酸，食用后会升高胆固醇含量，加重高脂血症或心肌梗死
关键词：胆固醇高	关键词：强刺激性	关键词：高脂肪
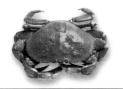		
蟹黄	**白酒**	**猪肥肉**
*蟹黄是螃蟹的卵巢和消化腺，胆固醇和饱和脂肪含量都很高，食用后会加重病情	*酒精具有强刺激性，还会影响药效，妨碍对心肌梗死的治疗	*含有较高的脂肪和胆固醇，食用后会导致三酰甘油和低密度脂蛋白升高
关键词：高胆固醇、高油脂	关键词：强刺激性	关键词：高脂
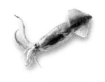	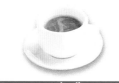	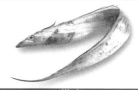
鱿鱼	**咖啡**	**带鱼**
*胆固醇含量高，心脑血管病患者应慎食	*刺激性强，水分含量高，食用后会导致稀释性低钠血症，影响心肌的正常功能	*属于海鱼，含钠较高，会诱发高血压等疾病，不利于康复
关键词：高胆固醇	关键词：强刺激性	关键词：高含盐量

心肌梗死患者宜吃 荐!

| **1.** 含钾量丰富 | **2.** 降脂降糖 | **3.** 优质蛋白，增强免疫力 |

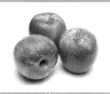

苹果
* 增加胆汁分泌，含有较多的钾，对心肌梗死患者的肠胃症状有利

关键词：含钾丰富

绿豆
* 含有一种球蛋白和多糖，能促进胆固醇在肝脏分解成胆酸，降低小肠对胆固醇的吸收

关键词：降脂、降胆固醇

海带
* 有降血脂、降血糖、调节免疫力、抗凝血、抗氧化等多种功效

关键词：调节免疫力

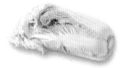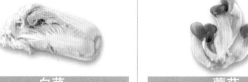

白菜
* 含钾量高，钠少，可减轻心脏负担，缓解心绞痛

关键词：含钾丰富

蘑菇
* 有较多活性成分，能防止血液中的脂质氧化，对改善心脏的血液循环功能有益

关键词：改善血液循环

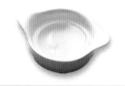

禽蛋蛋白
* 热量少，优质蛋白多，可为患者提供营养，增强机体免疫力

关键词：增强免疫力

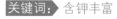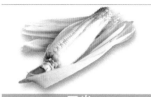

玉米
* 降血脂、降胆固醇，且能刺激肠胃蠕动，对有肠胃症状的心肌梗死患者有好处

关键词：降脂、清肠

木耳
* 丰富的维生素和矿物质，具有抗凝血的作用，适合心肌梗死患者食用

关键词：抗血栓

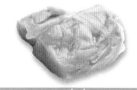

鸡肉
* 蛋白质含量高，人体必需氨基酸种类多，可为患者提供必需的营养物质

关键词：高蛋白

心肌梗死一日食谱

心肌梗死的营养治疗原则是少食多餐，可选用易消化的流食、半流食及软食，以低热量、低胆固醇、高营养的食物为主，减少胀气食物，口味清淡，忌辣忌咸。

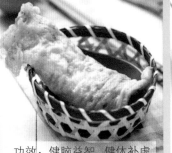

功效：健脑益智、健体补虚

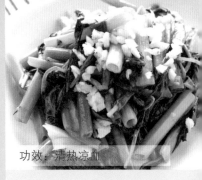

功效：清热凉血

香葱鸡蛋饼

鸡蛋 1 个，面粉 80 克，香葱、油、调味品各适量

1.鸡蛋打散，加入面粉、盐、白糖、五香粉、几滴白醋。搅拌均匀后，加入水，调到稀一些，能在平底锅均匀流动的状态后，加入香葱，拌匀；
2.平底锅火上烧热，加入一点油，待温度上来后，倒入一平勺蛋液，正反面煎至上色。

清炒空心菜

空心菜 500 克，葱、蒜末各 15 克，香油、盐、花生油各适量

1.将空心菜择洗干净，沥干水分；
2.炒锅置大火上，加花生油烧至七成热时，放入葱、蒜末炒香；
3.下空心菜炒至刚断生，加盐翻炒，淋香油，装盘即成。

用餐时间参考

早餐 7~8 点
香葱鸡蛋饼
豆浆米粥
清炒空心菜

加餐 10 点
樱桃银耳桂花汤

午餐 12 点
南瓜糙米拌饭 胡萝卜炖肉
青椒玉米

加餐 15 点
三豆饮

晚餐 18 点
平菇炒牛肉
瘦肉圆白菜粥

健康主食

南瓜糙米拌饭

南瓜、糙米、大米各适量

1.糙米、大米浸泡 2 个小时，南瓜去皮，去子，切成小碎块；
2.泡好的大米和糙米放入电饭锅，煮饭；待电饭锅内的水煮开，打开盖，倒入南瓜碎，搅拌一下，继续煮至熟。

功效：解毒、消肿、健脾护胃

清新素食

青椒玉米

鲜玉米粒、青椒各 150 克，油、盐各适量

1.鲜玉米粒洗净沥干，青椒去蒂，去子，洗净，切成丁；
2.锅置火上，倒油烧热，下青椒炒蔫盛出，倒少许油，下玉米粒翻炒至断生，放青椒丁，调入盐翻炒均匀即可。

功效：利尿降压、降低血液黏稠度

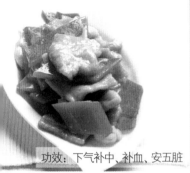

功效：下气补中、补血、安五脏

胡萝卜炖肉

胡萝卜 200 克，瘦肉 80 克，油、姜丝、调味品各适量

1. 胡萝卜洗净，切块；瘦肉洗净，切片；
2. 锅置火上，倒油烧热，下肉片、姜丝，炒至肉片变色，调入料酒翻炒几下，放胡萝卜块翻炒；
3. 调入盐、少许酱油翻炒，稍加水，煮至肉片、胡萝卜熟烂即可。

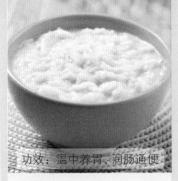

功效：温中养胃、润肠通便

豆浆米粥

大米 50 克，豆浆 250 毫升

1. 大米淘洗干净；
2. 大米与豆浆一起放入锅中，大火烧开后，转小火，煮至粥成即可。

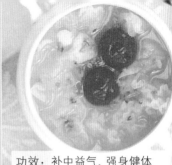

功效：补中益气、强身健体

樱桃银耳桂花汤

樱桃 100 克，银耳 3 克，桂花、冰糖各适量

1. 银耳泡发，樱桃与银耳一起放入砂锅中，加水烧开，放入冰糖、桂花，改小火慢煮；
2. 待银耳熟烂，即可盛出食用。

低热荤菜

平菇炒牛肉

平菇 300 克，牛肉 100 克，姜丝、葱、油、调味品各适量

1. 平菇撕成条，牛肉切片，姜切丝，葱切段；
2. 锅置火上，倒油烧热，下牛肉片、姜丝，翻炒至牛肉片变色，放入葱段翻炒，调入料酒；
3. 下平菇条翻炒两下，调入盐和酱油，翻炒至熟。

功效：增强人体免疫力

养生粥品

瘦肉圆白菜粥

大米 50 克，圆白菜 30 克，瘦肉 20 克，盐少量

1. 圆白菜切细丝，瘦肉放入开水中煮至七成熟，切碎；
2. 大米与水放入锅中，大火烧开，放入肉碎，改小火熬煮；
3. 煮至米烂时，放入圆白菜丝，调入盐，搅拌均匀。

功效：降压、降脂

美味汤饮

三豆饮

红豆、绿豆、黑豆各 30 克，白糖适量

1. 三种豆类洗净，分别放于凉水中浸泡6~8小时；
2. 泡好的豆加适当水，一起放入豆浆机中，操作豆浆机制成豆浆即可。
3. 食用前放入少许白糖调匀，口味更佳。

功效：利水养胃、健脾补肾

01 按摩血海穴

位置：在股前区，髌底内侧端上 2 寸，股内侧肌隆起处。

按摩手法：以拇指指腹按揉血海穴 3~5 分钟，每天 3 次。

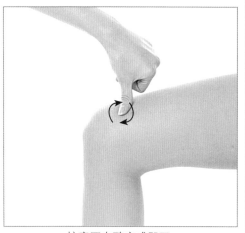

按摩至有酸痛感即可。

02 艾灸关元穴

位置：在下腹部，脐中下 3 寸，前正中线上。

艾灸方法：用艾条悬灸关元穴 7~10 分钟，灸至皮肤潮红，热力内透为止。

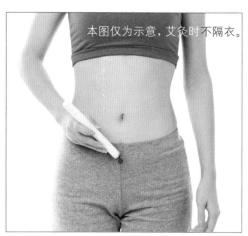

本图仅为示意，艾灸时不隔衣。

注意艾火大小适中，避免烫伤。

03 山楂蜂蜜茶抗血栓

山楂中的类黄酮有一定的强心作用，可缓慢而持久地降压。三萜类成分有显著的扩张血管及降压作用。解脂酶能促进脂肪类食物的消化，促进消化液分泌，增加胃内酶素，有助于胆固醇转化。三萜类成分除能降压外，也有调节血脂及胆固醇含量的功能。黄酮类成分可降低血清胆固醇。

推荐吃法：用开水泡山楂，加适量蜂蜜，冷却后当茶饮。若心肌梗死并发糖尿病，不宜加蜂蜜。

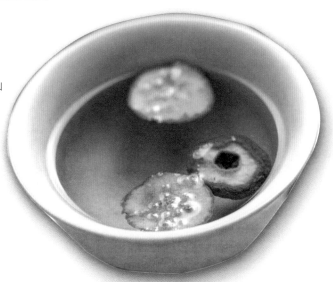

04 丹参茶改善微循环，降低血压

• 活血

能扩张冠状动脉，增加冠状动脉流量，改善心肌缺血、梗死和心脏功能，调节心律，并能扩张外周血管，改善微循环。

• 预防血栓

有抗凝血因子，促进纤溶，抑制血小板凝聚，抑制血栓形成的作用。

• 护肝

促进肝细胞再生，抗纤维化。

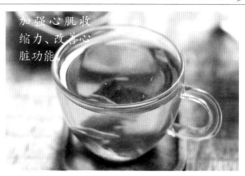

加强心肌收缩力、改善心脏功能。

丹参茶

将丹参制成粗末，每次取9克，加绿茶3克，放热水瓶中，冲入半瓶沸水，旋紧瓶塞10分钟后，可代茶，不拘时频饮。

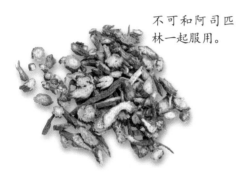

不可和阿司匹林一起服用。

丹参的选购：丹参根茎粗短，顶端有残留茎基，根数条，长圆柱形，略弯曲，表面棕红色或暗红色，粗糙，具纵皱纹。皮部棕红色，木部灰黄色或紫褐色。

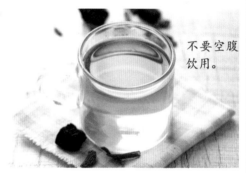

不要空腹饮用。

首乌丹参蜂蜜饮

丹参、何首乌各15克，蜂蜜适量。将丹参、何首乌水煎取汁，去渣后调入适量蜂蜜即可。

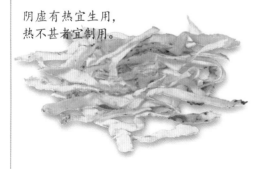

阴虚有热宜生用，热不甚者宜制用。

玉竹能改善血液循环。煎煮代茶饮用，可改善高血压和血脂异常等症状。玉竹中的甾体皂苷是一种生物活性物质，有降低胆固醇、改善心肌舒缩功能的作用。

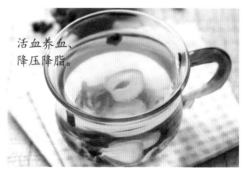

活血养血，降压降脂。

丹参玉竹山楂饮

丹参、玉竹、山楂各15克。以上3味共同水煎代茶饮。服药期间服用丹参请咨询医生再服用。

脑梗死

慎! 脑梗死患者忌吃

1. 高油脂	2. 高糖、高胆固醇	3. 强刺激性、含盐量高
肥肉	**甜点**	**白酒**
*饱和脂肪酸含量高，容易造成血液中血脂过高，诱发冠心病	*热量高、糖分高，食用后引起血糖上升，心跳加速，不利于心脑血管病患者	*酒精成分会使血液中的胆固醇含量升高，造成动脉粥样硬化
关键词：高饱和脂肪酸	关键词：高糖	关键词：强刺激性
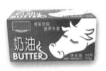	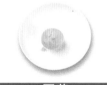	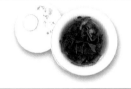
奶油	**蛋黄**	**浓茶**
*食用奶油会增加血液黏稠度，加快动脉粥样硬化，促使血栓形成	*胆固醇含量高，常吃或大量食用可使动脉中的血小板失调，增加动脉血栓的严重性	*含有大量鞣酸，饮用过多会加速血压升高，引起心悸、气短
关键词：高脂	关键词：高胆固醇	关键词：强刺激
	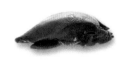	
花生	**动物内脏**	**咸菜、火腿**
*油脂含量高，并且烘制过程中容易产生热性	*胆固醇含量偏高，食用后会引起血压波动	*含盐量高，食用后会引起血压升高、水肿
关键词：高油脂	关键词：高胆固醇	关键词：含盐量高

脑梗死患者宜吃 荐!

1. 抗凝血

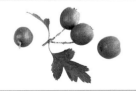

山楂

* 山楂黄酮可显著降低血清总胆固醇，降低血液黏稠度

关键词：抗凝血

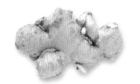

姜

* 能降低血液黏稠度，同时减少血小板凝聚

关键词：抗凝血

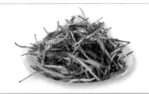

绿茶

* 能缓解血液高凝状态，增强红细胞弹性，缓解或延缓动脉粥样硬化

关键词：抑制血小板凝集

2. 高膳食纤维，降脂

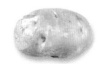

土豆

* 高钾低钠，富含膳食纤维，可保护心肌细胞，促进胃肠蠕动

关键词：降脂清肠

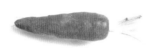

胡萝卜

* 含有琥珀酸钾，有助于防止血管硬化，降低胆固醇

关键词：降脂

木耳

* 可刺激肠蠕动，加速胆固醇排出；含有的抗血小板凝结物对脑梗死有益

关键词：促进胆固醇排除

3. 高维生素，修复血管

核桃

* 富含维生素 C 和膳食纤维、不饱和脂肪酸，可软化血管，温补肺肾

关键词：补肾润肺

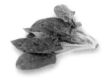

菠菜

* 含大量抗氧化剂，促进细胞增殖作用，既能激活大脑功能，又可增强活力

关键词：抗氧化

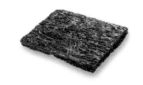

紫菜

* 紫菜多糖可使动脉脂质沉着减少；而紫菜中的碘和镁，能防止动脉脂质沉着

关键词：减少脂质沉淀

脑梗死
一日食谱

脑梗死患者要注意调整膳食结构。少食多餐，选择营养丰富、易消化的食物，每次进餐七分饱即可。不吃高脂肪、高胆固醇食物。注意控制盐的摄取，补充优质蛋白和维生素，多吃含镁食物。

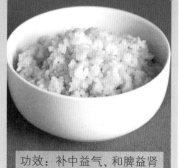

功效：补中益气、和脾益肾

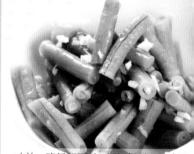

功效：降低胆固醇、缓解餐后血糖水平

二米饭

小米、大米各 50 克

1. 将大米、小米淘洗干净，浸泡 2 小时；
2. 将泡好的大米和小米放入锅中，煮成米饭即可。

凉拌豇豆

豇豆 250 克，蒜 1 瓣，盐适量

1. 豇豆择掉尖和蒂，洗净，放入沸水中焯烫至熟，捞出沥干，切成段；
2. 蒜洗净，捣碎；
3. 将蒜、盐放入焯好的豇豆段中，拌匀即可。

用餐时间参考

早餐 7~8 点
牛奶麦片粥
凉拌豇豆
糙米山楂豆浆

加餐 10 点
坚果 + 酸奶

午餐 12 点
菠萝苦瓜煲鸡腿 二米饭
菠菜炒蛋 菊花鸡蛋汤

加餐 15 点
红枣

晚餐 18 点
荞麦面疙瘩 山药红豆粥
黑豆山药炖鸡

健康主食

荞麦面疙瘩

荞麦面粉 200 克，胡萝卜、牛蒡、南瓜、葱、调味品各适量

1. 锅内加水，放入处理好的胡萝卜、牛蒡、南瓜、葱一起煮，将近煮开时，加料酒、酱油调味；
2. 荞麦面粉加水调成如蛋糕一样的软硬度，用汤匙拨入汤中，煮开即可。

功效：促进血液循环、清除肠胃垃圾

清新素食

菠菜炒蛋

菠菜段 200 克，鸡蛋 1 个，盐、油各适量

1. 鸡蛋打散，加少许盐，锅置火上，倒油烧热，滑入鸡蛋，待鸡蛋成形后，盛出；
2. 锅置火上，倒少许油烧热，放菠菜段翻炒至菠菜变蔫，下炒好的鸡蛋，调入少许盐，翻炒至菠菜熟即可。

功效：补铁补血

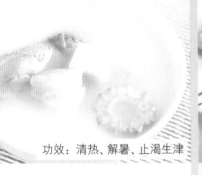

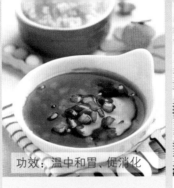

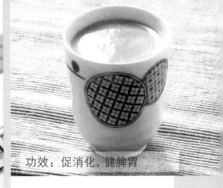

功效：清热、解暑、止渴生津　　功效：温中和胃、促消化　　功效：促消化、健脾胃

菠萝苦瓜煲鸡腿

菠萝块、苦瓜各 100 克，鸡腿 150 克，姜片、盐各适量

1.砂锅内放足量水，将鸡腿、苦瓜、姜片放入，大火煮开后，改小火煲 1 小时左右，下菠萝块；
2.将菠萝煮至熟时，用盐调味即可。

山药红豆粥

山药、红豆各 50 克

1.山药去皮，洗净，切成丁；红豆洗净，浸泡 2 小时左右；
2.红豆倒入锅中，加凉水大火煮开后，改小火煮 20~30 分钟，放入山药丁；
3.煮至豆熟即可。

糙米山楂豆浆

黄豆、糙米各 20 克，山楂 50 克，白糖适量

1.黄豆、糙米洗净，山楂去蒂，洗净，去核；
2.将黄豆、糙米、山楂放入豆浆机中，加水至上、下水位之间；
3.启动"豆浆"程序，25 分钟后，倒出豆浆，调入白糖搅匀饮用。

低热荤菜　　**养生粥品**　　**美味汤饮**

黑豆山药炖鸡

鸡肉 150 克，黑豆 100 克，山药 50 克，葱、姜、调味品各适量

1.鸡肉放沸水中，加少许料酒，余 5 分钟左右；
2.锅中放水，加主料、葱、姜大火煮开后，改小火熬煮至熟烂；
3.出锅前，调入少许盐、白胡椒调味。

功效：减肥祛脂、健脾益胃、滋阴养血

牛奶麦片粥

无糖燕麦片 100 克，无糖低脂鲜牛奶 250 毫升

1.燕麦片用开水调成七成干糊状，放入微波炉转 2 分钟取出；
2.加入鲜牛奶冲调饮用。每周 2~3 次，早餐时食用。

功效：降血糖、促消化

菊花鸡蛋汤

甘菊花 3~5 朵，鸡蛋 1 个，油、盐、香菜各适量

1.甘菊花洗净，鸡蛋打散，香菜洗净，切碎；
2.锅置火上，倒少许油，加适量水，放入甘菊花，大火烧开，滑入蛋液，搅拌均匀；
3.调入少许盐、香菜调味即可。

功效：清热、解毒

01 按摩足部颈项反射区

位置：双足拇趾底部横纹处。

按摩手法：用拇指指腹按摩 1~3 分钟。也可用牙签或发夹刺激。

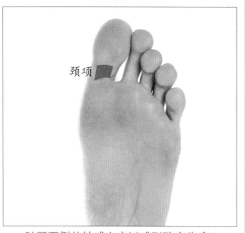

趾跟两侧的敏感点应以感到酸痛为度。

02 按摩足部心反射区

位置：左足足掌第 4、第 5 跖骨上端。

按摩手法：用拇指指腹推按心反射区 1~3 分钟，用力稳健，沿骨骼走向施行。

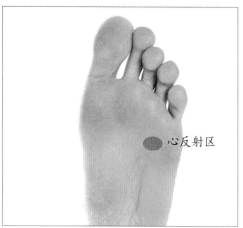

对心脏病患者，手法宜轻些。

03 吃点香菇，预防脑梗死

香菇是具有高蛋白、低脂肪、多糖、多种氨基酸和多种维生素的菌类食物。香菇含有嘌呤、胆碱、酪氨酸、氧化酶以及某些核酸物质，能起到降血压、降胆固醇、降血脂的作用，又可预防动脉粥样硬化、肝硬化等疾病。香菇还含有丰富的膳食纤维，有助于降低血液中的胆固醇，从而降低脑梗死的发病率。

推荐吃法：香菇洗净，切成小丁。锅中倒油，将肉末下锅煸炒熟，再加入香菇丁一起煸炒，盛出备用。将大米洗净，加水煮成粥，加入香菇肉末、姜丝，加盐调味，略煮片刻即可。

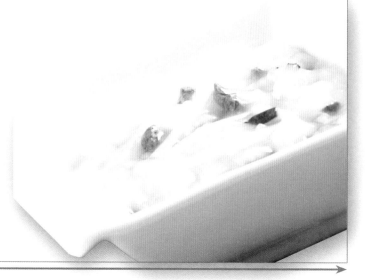

04 每天一个苹果，远离脑梗死

• 降血压

苹果中富含的钾能促使体内过剩的钠排出体外，使血压下降。同时，钾离子还能有效保护血管，降低脑卒中的发病率。

• 抗动脉粥样硬化

苹果中含有的类黄酮，可通过抑制低密度脂蛋白氧化，达到抗动脉粥样硬化的效果。

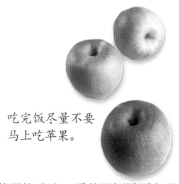

吃完饭尽量不要马上吃苹果。

苹果的选购：看苹果柄是否有"同心圆"，有"同心圆"的由于日照充分，比较甜。苹果身上是否有条纹，条纹越多的越好。苹果要挑选大小匀称的，此为红富士苹果的挑选要点。

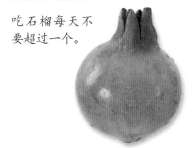

吃石榴每天不要超过一个。

石榴的营养特别丰富，含有多种人体所需的营养成分。果实中含有维生素 C 及 B 族维生素、有机酸、糖类、蛋白质、脂肪，以及钙、磷、钾等矿物质。

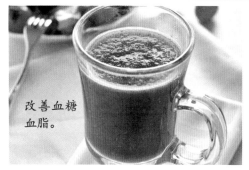

改善血糖血脂。

甘蓝苹果汁

紫甘蓝切碎，苹果切小块，将紫甘蓝碎与苹果块放入榨汁机中，倒入少许凉开水，启动榨汁机榨汁即可。

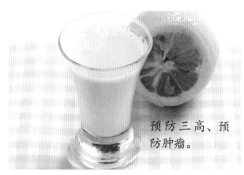

预防三高、预防肿瘤。

苹果柠檬芹菜汁

苹果、芹菜分别洗净；柠檬洗净，去皮，与苹果、芹菜一起放入搅拌机打碎，加少许凉开水，饮用。

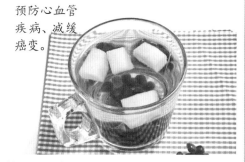

预防心血管疾病、减缓癌变。

苹果石榴饮

将苹果块、石榴果实与凉水一起倒入锅中，大火煮开后，改小火煮 5~10 分钟。倒出，代茶饮用即可。

风湿性心脏病

慎! 风湿性心脏病患者忌吃

1. 苦寒伤阳	**2.** 含盐量高、强刺激、高油脂	**3.** 高胆固醇
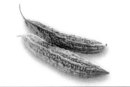		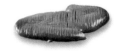

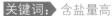

苦瓜	**虾米**	**猪腰**
* 寒性食物，本病患者多心脾阳气不足，多吃苦寒之物会损伤阳气，加重病情	* 钠盐较多，会使体内水钠潴留，加重水肿或腹胀的症状，还会加重心脏负担	* 胆固醇含量高，常食会导致动脉粥样硬化
关键词：苦寒伤阳	关键词：含盐量高	关键词：高胆固醇
		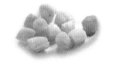

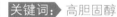

慈姑	**肥肉**	**干贝**
* 性寒凉，食用会损伤身体阳气	* 脂肪含量高，且多为饱和脂肪酸，不易为人体消化，导致脂肪堆积	* 含有较多胆固醇，多吃会引起血清胆固醇升高，加速动脉粥样硬化
关键词：性寒伤阳	关键词：高油脂	关键词：高胆固醇
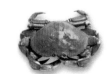		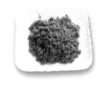

螃蟹	**白酒**	**鱼籽**
* 性寒且为发物，本病患者食用会加重腹泻、心悸、食欲缺乏的症状	* 酒精会抑制蛋白脂肪酶的活力，加速动脉粥样硬化，还会损伤肝脏	* 富含胆固醇，心脏病患者服用会加重病情
关键词：发物	关键词：强刺激性	关键词：高胆固醇

风湿性心脏病患者宜吃 荐！

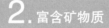

1. 防动脉粥样硬化

黑芝麻

* 可对抗动脉粥样硬化，改善心脑血管

关键词：防动脉粥样硬化

南瓜

* 含有的果胶可延缓肠道对脂肪的吸收，黏合过剩的胆固醇，预防动脉粥样硬化

关键词：防动脉粥样硬化

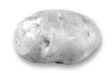

土豆

* 高钾低钠，富含膳食纤维，可保护心肌细胞，促进胃肠蠕动

关键词：通肠排毒

2. 富含矿物质

冬瓜

* 可缓解尿量减少、下肢水肿的症状，还可预防糖尿病、高脂血症

关键词：利水消肿

牛肉

* 能改善心脏细胞的供氧能力，气血虚弱型心脏病患者可常吃

关键词：改善细胞供氧能力

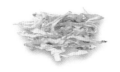

玉竹

* 有补气血、清肺润燥的作用，可缓解风湿性心脏病患者咳嗽、食欲缺乏的症状

关键词：清肺润燥

3. 生物活性物质

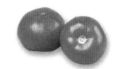

番茄

* 健胃消食，降低血液胆固醇含量，保护心肌，适合食欲缺乏的风湿性心脏病患者

关键词：健胃消食

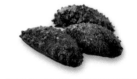

海参

* 能提高机体免疫力，降低血脂和血黏度，适合体弱气虚的心脏病患者

关键词：提高免疫力

紫薯

* 能增强机体免疫力，清除体内自由基，减少心脏病和脑卒中概率

关键词：清除自由基

风湿性心脏病一日食谱

要注意控制摄入能量，保持正常体重，合理分配三餐。饮食尽量清淡，适量吃杂粮和豆制品，限制盐摄入，少吃动物内脏等高胆固醇食物，忌辛辣食物。

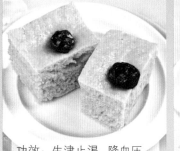

功效：生津止渴、降血压

功效：滋阴补肾、增强体力

玉米发糕

玉米面 150 克，小米面 50 克，普通面粉 200 克，红枣 20 枚，葡萄干 20 克，白糖 40 克，干酵母 5 克

1.所有食材加水混合成糊，将面糊倒入模具内一半高，放在温暖处发酵，约 40 分钟；
2.等面糊发至模具九成满，上锅蒸熟即可。

栗子烧白菜

栗子 100 克，白菜 200 克，葱、姜、油、调味品各适量

1.锅置火上，倒油烧热，放入白菜翻炒至变蔫，盛出；
2.锅中倒油烧热，入葱、姜煸炒，加栗子、白菜，调入盐、酱油，烧熟即可。

用餐时间参考

早餐 7~8 点
玉米发糕
栗子烧白菜
牛奶红枣粥

加餐 10 点
玉米牛奶

午餐 12 点
菠萝牛肉　芝麻圆白菜
青豆芋头饭

加餐 15 点
木瓜

晚餐 18 点
栗子粥　肉末豇豆
虾仁鹌鹑蛋汤

健康主食

青豆芋头饭

青豆 20 克，芋头、大米各 100 克

1.青豆、大米洗净，浸泡 2 小时；
2.芋头去皮，洗净切块；
3.将所有食材放入电饭锅中，煮成米饭即可。

功效：益胃、消肿止痛

清新素食

芝麻圆白菜

圆白菜 150 克，炒制黑芝麻 30 克，盐、油各适量

1.圆白菜洗净，切片；
2.锅置火上，倒油烧热，下圆白菜片翻炒，至圆白菜变蔫时，调入盐，炒匀；
3.出锅前，撒入黑芝麻，炒匀即可。

功效：健脾补肾、通便润肠

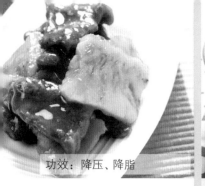

功效：降压、降脂

功效：可补气养血、健脾胃

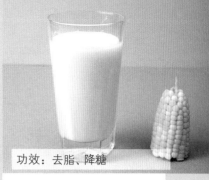

功效：去脂、降糖

菠萝牛肉

菠萝块、牛肉各100克，洋葱片50克，姜丝、油、调味品各适量

1. 锅中倒油烧热，放姜丝、牛肉，调入料酒翻炒，下洋葱片翻炒；
2. 待洋葱片变蔫时，放菠萝块，调入白糖翻炒均匀，加少许水；
3. 待牛肉熟烂时，调入盐调味，炒匀即可。

牛奶红枣粥

红枣3~5枚，脱脂牛奶250毫升，大米50克

1. 红枣洗净，大米淘洗干净；
2. 红枣、大米与凉水一起倒入锅中，大火煮开后，转小火煮粥；
3. 煮至粥半熟时，倒入脱脂牛奶，小火煮至粥熟即可。

玉米牛奶

玉米粒50克，脱脂牛奶250毫升

1. 玉米粒洗净，沥干水分；
2. 将玉米粒与脱脂牛奶一起放入料理机中搅拌；
3. 把搅拌好的牛奶玉米汁倒入奶锅，小火煮沸即可。

低热荤菜

养生粥品

美味汤饮

肉末豇豆

豇豆200克，肉末80克，姜末、油、调味品各适量

1. 豇豆去尖、去蒂，洗净，切成段；
2. 锅置火上，倒油烧热，放入肉末、姜末翻炒至肉末变色，下豇豆，翻炒至豇豆变色，调入盐，炒至豇豆熟即可。

功效：理中益气、健胃补肾

栗子粥

栗子100克，大米50克

1. 栗子煮熟，捞出栗子，剥去外壳，将栗子肉切成块；
2. 大米与栗子块入锅中同煮，大火烧开后，改小火，煮至栗子酥烂，粥浓稠即可。

功效：补虚养身、调理脾胃、壮腰健肾

虾仁鹌鹑蛋汤

虾仁100克，鹌鹑蛋3~5个，油、姜末、葱末、调味品各适量

1. 锅置火上，倒油烧热，倒入蛋液滑散，加水，大火煮开后，放入虾仁，调入料酒、姜末、葱末、盐，煮至虾仁熟；
2. 出锅前，可淋少许香油。

功效：益气、补血、润肤

01 按摩足部心反射区

位置：左足足掌第 4、第 5 跖骨上端。

按摩手法：用拇指指腹按揉心反射区 1~3 分钟，手指紧贴皮肤，不要后退，也不要左右移动。

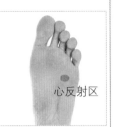

心反射区

对心脏病患者手法宜轻。

02 按摩足部胸反射区

位置：双足足背第 2、第 3、第 4 跖骨中部形成的区域。

按摩手法：双手拇指向脚跟方向推按胸反射区 1~3 分钟。

胸（乳房）

按摩后 1 小时内不宜用凉水洗脚。

03 按摩足部大脑反射区

位置：位于双足拇趾趾腹全部。

按摩手法：用拇指指腹按揉大脑反射区 1~3 分钟，手指紧贴皮肤，不要后退，也不要左右移动。

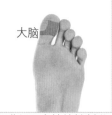

大脑

要进行适度持续性刺激，以有正常的压痛感为宜。

04 按摩手部脑干反射区

位置：在双手掌侧，拇指指腹右侧面。

按摩手法：拇指指腹由指尖向指根推按或掐按脑干反射区 2 分钟。

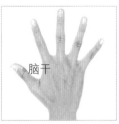

脑干

过度疲劳时不宜做。

05 吃点芹菜，降压降脂

芹菜所含的芹菜素能抑制血管平滑肌增殖，预防动脉粥样硬化，有明显的降压作用。芹菜中的维生素 P 可降低毛细血管通透性，还可以对抗肾上腺素导致的升压，具有降压功效。常吃些芹菜还有助于清热解毒，去病强身。肝火过旺，皮肤粗糙及经常失眠、头疼的人可适当多吃些。

推荐吃法：芹菜洗净，切丝，焯水；腐竹泡发，切丝，焯水，晾凉；爆香花椒、干辣椒，一出香辣味即把油倒在芹菜丝和腐竹丝上，再加盐调好即成。

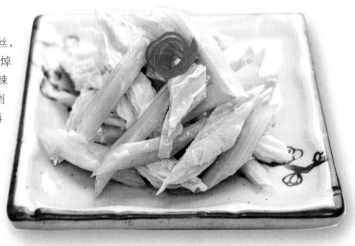

06 三款红豆食疗方利水强心

• 消除水肿

红豆可用于治疗心脏性和肾脏性水肿、肝硬化腹水、脚气病水肿和外用于疮毒之症，都有一定效果。

• 健脾利水

红豆煮粥食用，有健脾胃、利水湿的作用。凡脾虚不运、腹水胀满、小便不利、黄疸、泻痢者，皆可食用。

红豆保存在密封容器里，放在干燥处。

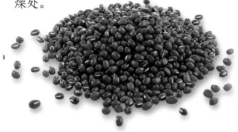

红豆的选购：有光泽，形态饱满，无虫蛀是好的。《本草纲目》认为，红豆以紧小而赤黯色者入药，其稍大而鲜红淡色者，并不治病。

优质鲤鱼眼球突出，鱼鳃色泽鲜红。

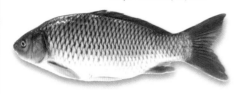

鲤鱼的脂肪多为不饱和脂肪酸，能很好地降低胆固醇，可以防治动脉粥样硬化、冠心病。将鱼放在盐水中泡 2 小时，就可去掉泥腥味。

健脾养胃，补血益血。

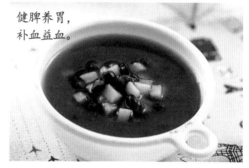

山药红豆粥

山药切丁；红豆洗净，浸泡 2 小时左右。红豆入锅，加凉水大火煮开后，改小火煮 20~30 分钟，放入山药丁，煮至豆熟即可。

健脾祛湿，消除水肿。

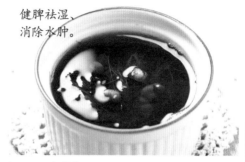

红豆玉米须汤

将玉米须、生地黄洗净，加足量凉水入锅煮水，取汁。红豆洗净，浸泡 2 小时左右，入玉米须、生地黄水中，熬煮成汤。

利水祛湿。

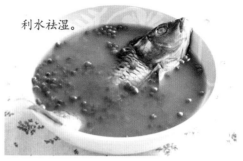

红豆鲤鱼汤

红豆凉水入锅，大火煮开后，转小火煮至豆皮开裂。放入鲤鱼，调入料酒、姜丝，小火煮至鱼熟豆烂，调入少许盐提味即可。

先天性心脏病

慎! 先天性心脏病患者忌吃

1. 高盐、强刺激	**2.** 动物性脂肪	**3.** 高盐分
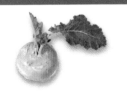		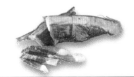
芥菜	**鱿鱼干**	**腊肉**
*具有强刺激性，食用后会心跳加快、血压升高	*导致身体脂肪摄入过量，增加胆固醇含量，还会增肥	*食用后血压会升高，脑卒中患者血管弹性差，不宜食用
关键词：强刺激性	关键词：高脂肪	关键词：升高血压
		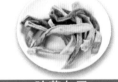
白酒	**鸡爪**	**腌萝卜干**
*酒精成分会使血液中的胆固醇含量升高，造成动脉粥样硬化	*过多食用会使多余脂肪沉积在血管壁上，可能增加糖尿病的患病风险	*腌制的过程中使用了较多盐，会导致高血压
关键词：强刺激性	关键词：高脂肪	关键词：高盐
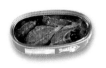	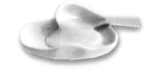	
鱼罐头	**黄油**	**咸菜、火腿**
*鱼罐头含盐量高，不适合心脑血管病患者食用	*含有大量脂肪，与胆固醇结合易沉积在血管壁，引发心脑血管病	*含盐量高，食用后会引起血压升高、水肿
关键词：高盐	关键词：高脂肪	关键词：含盐量高

先天性心脏病患者宜吃 荐!

1. 高钾低钠	**2.** 扩张血管	**3.** 补充优质蛋白，改善体质

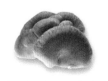

蘑菇	豆腐	黑豆

* 所含嘌呤能促进胆固醇分解和排泄；属高钾低钠食品，可降血压、降低胆固醇

关键词: 高钾低钠

* 含有不饱和脂肪酸，可分解附着于血管壁的胆固醇，可防治血管硬化

关键词: 分解胆固醇

* 高蛋白、低热量，含有的卵磷脂，可降低血清胆固醇含量

关键词: 降低胆固醇

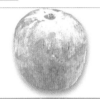 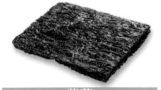 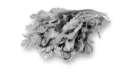

冬瓜	紫菜	茼蒿

* 可清热解毒，减少体内脂肪；高钾低钠，是防治高血压的推荐蔬菜

关键词: 高钾低钠

* 紫菜多糖可使动脉脂质沉着减少，而紫菜中的碘和镁，能防止动脉脂质沉着

关键词: 减少脂质沉淀

* 茼蒿含有深绿色的色素，能去除胆固醇；含有丰富的钾，能将盐分排出体外

关键词: 降低胆固醇

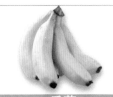 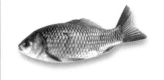

香蕉	蒜	鲫鱼

* 含有丰富的钾，可以稳定血压，保护胃肠道

关键词: 钾含量高

* 具有明显的降血脂和预防动脉粥样硬化的作用，并能有效防止血栓形成

关键词: 降低血脂

* 含优质蛋白多，易被人体吸收，可有效降压降脂

关键词: 优质蛋白

先天性心脏病
一日食谱

先天性心脏病患者可采用少量、多次进餐的方式，同时减少或控制饮水量，以减轻心脏容量负荷，限制脂肪、胆固醇和盐摄入。

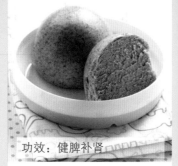

功效：健脾补肾

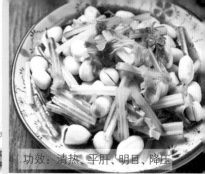

功效：清热、平肝、明目、降压

黑米馒头

黑豆30克，黑米10克，面粉100克，发酵粉适量

1. 将黑豆和黑米煮熟，加适量水使用料理机打成浆；
2. 倒入面粉中，加适量发酵粉发酵；
3. 发酵完成后，揉光面团，造型，静置20分钟，上锅蒸熟即可。

芹菜拌花生

芹菜150克，花生20克，盐适量

1. 芹菜择去老叶，留嫩叶，洗净，放入烧沸的盐水中焯3~5分钟；
2. 花生去壳，放入盐水中煮熟；
3. 芹菜捞出，切段，与花生米一起拌均匀即可。

用餐时间参考

早餐 7~8 点
燕麦面条
芹菜拌花生
山药红枣莲子粥

加餐 10 点
开心果 + 酸奶

午餐 12 点
鱼头炖豆腐 黑米馒头
土豆桂圆烧鸭 牛肉萝卜汤

加餐 15 点
蒸山药

晚餐 18 点
芹菜荞麦粥 鹌鹑蛋竹荪汤
开心果炒黄瓜番茄

健康主食

燕麦面条

香菜末50克，黄瓜丝、白萝卜丝各100克，蒜蓉10克，燕麦面条200克，香菜末、调味品各适量

1. 燕麦面条蒸熟；把蒜蓉、酱油、盐、醋、香油倒在小碗里，调成调味汁；
2. 把面条拌散，放黄瓜丝、香菜末、白萝卜丝，淋上调味汁，拌匀。

功效：降脂、降糖、降压

清新素食

开心果炒黄瓜番茄

开心果50克，黄瓜、番茄各100克，蒜末、油、调味品各适量

1. 黄瓜洗净，切片，番茄洗净，去皮，切粒，开心果去壳；
2. 锅置火上，倒油烧热，放入黄瓜片炒熟，再放入番茄粒、开心果炒匀，调入盐、蒜末拌匀即可。

功效：清肠、开胃、滋阴

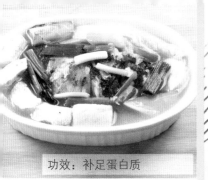

功效：补足蛋白质

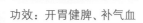

功效：开胃健脾、补气血

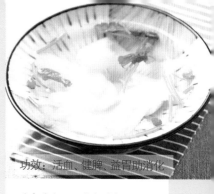

功效：活血、健脾、益胃助消化

鱼头炖豆腐

鱼头 1 个，北豆腐片 150 克，白菜心 100 克，姜片、葱段、油、调味品各适量

1.锅置火上，倒油烧热，下姜片、葱段爆香，放鱼头煎至两面金黄；
2.放凉水，下豆腐片，大火烧开后，改小火煲 15~20 分钟，下白菜心略煮，用盐调味即可。

山药红枣莲子粥

山药丁 80 克，红枣 3~5 枚，莲子 15 克，大米 50 克

1.大米与红枣、莲子加适量水一同放入锅中，大火烧开后，放入山药丁，改小火熬煮；
2.直至熬煮成粥即可。

鹌鹑蛋竹荪汤

鹌鹑蛋 3~5 颗，干竹荪 10 克，香菜、调味品各适量

1.干竹荪用温水泡发，洗净，切片，香菜洗净，切段；
2.锅中放水烧至水冒泡时，将鹌鹑蛋逐个打入锅中，转小火煮至水开，放入竹荪片；
3.烹入料酒、盐，撒上香菜段即可。

低热荤菜

养生粥品

美味汤饮

土豆桂圆烧鸭

鸭肉 150 克，土豆块 200 克，桂圆肉 3 颗，姜片、油、调味品各适量

1.油锅烧热，下腌好的鸭肉和姜片翻炒，下土豆块，加大料、胡椒粉翻炒，倒入腌鸭肉的汁，加适量水、桂圆肉，大火煮开，转小火烧至肉熟烂；
2.用大火收汁，加盐即可。

功效：补虚、利水消肿

芹菜荞麦粥

芹菜 100 克，荞麦、黑米各 30 克，油、盐各适量

1.芹菜洗净，切碎，黑米、荞麦洗净；
2.黑米、荞麦加水大火煮沸，改小火煮 45 分钟，放入芹菜碎，淋入少许油、盐，搅拌均匀，煮至米烂，芹菜熟即可。

功效：消脂除腻、助消化

牛肉萝卜汤

牛肉 100 克，萝卜 250 克，姜丝、调味品各适量

1.牛肉洗净，切块，萝卜洗净，切块；
2.锅中放水，下牛肉块、姜丝，大火煮开，撇去浮沫；下萝卜块，继续大火煮开后，改小火煲至牛肉熟烂；
3.调入少许盐、醋即可。

功效：解腻、通气、助消化

01 艾灸三阴交穴

位置：在小腿内侧，内踝尖上3寸，胫骨内侧缘后际。

艾灸方法：点燃艾条，对准穴位，距离皮肤1.5~3厘米，灸至皮肤微微发红发烫。

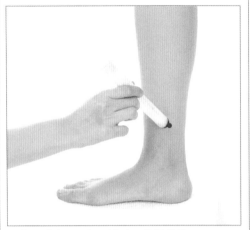

每天中午11点~13点，效果最佳。

02 按摩内关穴

位置：前臂掌侧，腕横纹上2寸，掌长肌腱与桡侧腕屈肌腱之间。

按摩手法：用拇指指尖掐按内关穴2~3分钟，以有酸胀、微痛感为宜。每天两次。

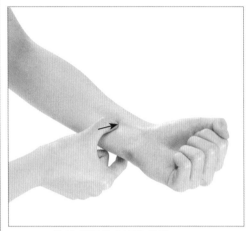

体质虚弱的人不宜按摩。

03 常吃牛蒡，降血压、降血脂

牛蒡果实中含有的牛蒡苷，有扩张血管、降血压、降血糖、抗菌的作用。牛蒡根中所含的膳食纤维，可吸附肠道内多余的钠，并使其随粪便排出体外，从而达到降血压的目的。还可以降低体内胆固醇，减少毒素、废物在体内的积存，防止血脂升高。

推荐吃法：牛蒡去皮，切成细丝；胡萝卜、青椒分别洗净，切细丝；葱、蒜切碎。热锅倒入少许油，加葱碎、蒜碎翻炒，倒入所有蔬菜翻炒均匀，倒入少许酱油，继续翻炒，加盐和白糖调味即可。

04 三款葛根食疗方，改善心肌氧代谢

• 扩张血管

葛根总黄酮和葛根素能改善心肌的氧代谢。同时能扩张血管，改善微循环，降低血管阻力，使血流量增加，故可用于防治心肌缺血、心肌梗死、心律失常、高血压、动脉粥样硬化等病症。

• 益智作用

葛根醇提取物能显著对抗高度紧张所致的记忆障碍。

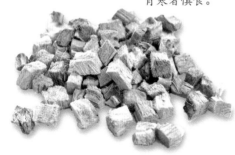

胃寒者慎食。

葛根的选购：粉葛根为甘葛藤的块根，呈圆柱形或类纺锤形，有的为纵切、斜切的厚片，大小不一。除去外皮的表面为黄白色或淡黄色，未去外皮的呈灰棕色。

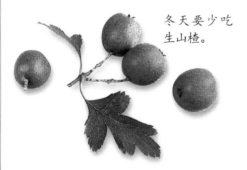

冬天要少吃生山楂。

老年人常吃山楂制品能增强食欲，改善睡眠，保持骨和血中钙的恒定，预防动脉粥样硬化，使人延年益寿，故山楂被人们视为"长寿食品"。

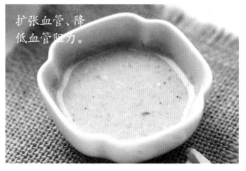

扩张血管、降低血管阻力。

淮山葛根糊

先将淮山药、葛根、天花粉分别研成细粉，用罗汉果煎水取汁，趁热将药粉冲调成糊状服食，也可用沸水调成糊状食用。

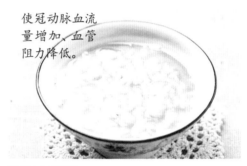

使冠动脉血流量增加，血管阻力降低。

葛根大米粥

葛根 30 克，大米 50 克。葛根研成粉末，大米用水浸泡一晚。将大米和葛根搅拌均匀后，按常法熬粥即可。

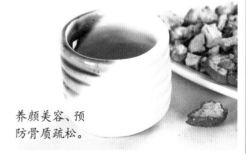

养颜美容、预防骨质疏松。

葛根山楂饮

山楂干 15 克，葛根 5~10 克。葛根磨粉。葛根粉与山楂干用沸水冲服，每日 3 剂，连服 30 日。

心肌炎

慎! 心肌炎患者忌吃

1. 强刺激性	2. 高胆固醇	3. 难消化食物
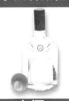		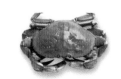
白酒	**动物内脏**	**螃蟹**
*酒精会直接损害心肌，使其变形、扩张血管、心跳加快	*胆固醇含量偏高，食用后会引起血压波动	*属于腥臊发物，心肌炎患者食用会导致体内湿热生痰，阻碍血液正常运行
关键词：强刺激性	关键词：高胆固醇	关键词：发物
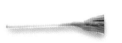	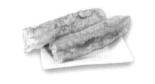	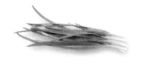
葱	**油条**	**韭菜**
*刺激性强，进入人体后会扩张血管，加重心脏负担	*高温油炸食品，多吃会增加体内胆固醇含量	*膳食纤维多，一次大量食用会导致腹泻，影响心脏活动
关键词：强刺激性	关键词：高油脂、高胆固醇	关键词：有刺激性、难消化
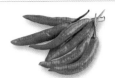	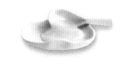	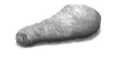
辣椒	**黄油**	**炸鸡**
*强刺激食物，食用后会增加心脏耗氧量，加重心悸、胸闷	*脂肪含量高，心肌炎患者食用后会导致脂肪堆积，加重病情	*其表层的面糊经过油炸变硬，而且它是油腻且脂肪高的食物，难以快速消化
关键词：强刺激性	关键词：高脂肪	关键词：难消化

心肌炎患者宜吃 荐!

1. 降压、降脂	**2.** 高膳食纤维	**3.** 维生素含量丰富

红豆
* 含有较多蛋白质、膳食纤维和皂苷，可促消化、降血压、降血脂、降血糖

关键词：降压、降脂、利水

腐竹
* 富含卵磷脂，所含大豆皂苷可消炎抗溃疡

关键词：抗炎

苹果
* 能促进胆固醇排出，适合需要高维生素饮食的心肌炎患者

关键词：降脂

花生
* 所含亚油酸能促使胆固醇排出体外，且富含蛋白质、不饱和脂肪酸和卵磷脂

关键词：促使胆固醇排出

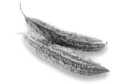

苦瓜
* 可强化毛细血管，促进血液循环，预防动脉粥样硬化，可抗菌消炎

关键词：促进血液循环

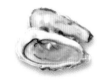

牡蛎
* 有助于排出体内毒素，还可缓解动脉粥样硬化。富含维生素

关键词：排毒

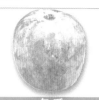

冬瓜
* 清热解毒、利尿消肿，患者常吃能缓解炎症。含钾量高，高血压等有缓解作用

关键词：高钾

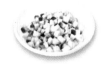

口蘑
* 含有膳食纤维和多种抗病毒成分，可促进病毒排出

关键词：清肠排毒

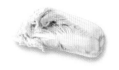

白菜
* 富含维生素C，可提高机体抗病毒能力，高钾低钠，常吃也不会加重心脏负担

关键词：高钾低钠、抗病毒

心肌炎
一日食谱

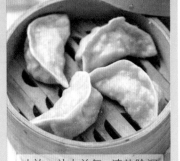

功效：补中益气、清热除湿

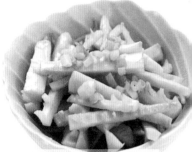

功效：清脂、降糖、降压

心肌炎患者，宜采用低钠、低热能的饮食，且宜清淡、平衡，给予容易消化、富含维生素和蛋白质的食物，同时注意钠、钾平衡，适当增加镁的摄入。

南瓜蒸饺

面粉 150 克，嫩南瓜半个，蒜茸、葱花、调味品各适量

1. 嫩南瓜切丝，加盐腌渍去尽水分，加葱花、蒜茸、猪油、红椒粒调成馅儿；
2. 和面，擀成圆形皮子，加馅儿包成月牙蒸饺，上笼蒸熟即可。

清炒竹笋

竹笋 200 克，橄榄油 10 克，姜丝、酱油、葱花、盐各适量

1. 竹笋去皮，切片后入沸水中焯 5 分钟左右，捞出，沥水；
2. 锅置火上，倒橄榄油烧热，放入姜丝、笋片快速翻炒，烹入酱油；
3. 炒至笋片将熟时，撒上葱花，调入少许盐炒熟即可。

用餐时间参考

早餐 7~8 点
南瓜蒸饺
凉拌素什锦
五色粥

加餐 10 点
草莓

午餐 12 点
玫瑰小花卷　乌鸡香菇汤
洋葱炒牛肉　木瓜烧带鱼

加餐 15 点
黑豆浆

晚餐 18 点
全麦红枣粥　鲫鱼豆腐汤
清炒竹笋

健康主食

玫瑰小花卷

面粉 125 克，酵母 4 克，白糖 10 克，用玫瑰酱冲调的温水 75 毫升，油适量

1. 将所有材料混合，揉成面团，发酵，排气，揉圆，松弛 5 分钟，拧成花卷；
2. 蒸笼抹一层油，放入小花卷生坯，凉水上锅，大火蒸 18 分钟左右即可。

功效：疏肝理气、健脾暖胃

清新素食

凉拌素什锦

胡萝卜丝、莴笋丝、竹笋丝、芹菜段、粉丝各 20 克，干豆腐、紫甘蓝丝各 30 克，橄榄油、盐、白醋各适量

1. 分别将干豆腐、胡萝卜丝、莴笋丝、芹菜段、竹笋丝焯烫。与粉丝、紫甘蓝丝一起装盘；
2. 橄榄油烧热关火，淋到菜上，撒入盐、白醋拌匀。

功效：补充维生素

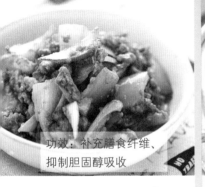

功效：补充膳食纤维、抑制胆固醇吸收

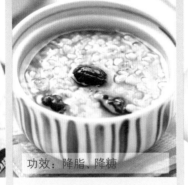

功效：降脂、降糖

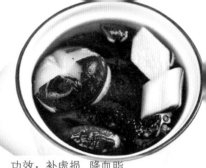

功效：补虚损、降血脂

洋葱炒牛肉

牛肉80克，洋葱200克，姜丝、油、盐各适量

1.牛肉洗净，切丝，洋葱去皮，洗净，切成丝；
2.锅置火上，倒油烧热，下牛肉丝、姜丝翻炒，至牛肉变色，下洋葱丝翻炒；
3.待洋葱变蔫时，调入盐，翻匀即可。

全麦红枣粥

大麦、荞麦、燕麦、小麦、大米各20克，红枣3~5枚

1.将大麦、荞麦、燕麦、小麦、大米与适量水一起放入砂锅中；
2.大火煮开后，改小火，放入红枣，煮成粥即可。

乌鸡香菇汤

干香菇50克，乌鸡100克，调味品各适量

1.干香菇泡发，去蒂，切十字刀花，乌鸡斩块；
2.乌鸡块、姜片、葱段与适量水一同放入砂锅中，大火煮开，撇去浮沫，下香菇，改小火煲至乌鸡熟；
3.放入盐调味。

低热荤菜

养生粥品

美味汤饮

木瓜烧带鱼

木瓜条100克，带鱼段150克，淀粉、葱丝、姜丝、油、调味品各适量

1.油锅烧热，改小火，入带鱼段、姜丝、葱丝，煎至带鱼两面金黄，烹入料酒，加水，大火烧开；
2.放入木瓜条，调入盐煮5分钟左右，淋入水淀粉勾芡即可。

功效：养阴补虚

五色粥

黑米、玉米粒各50克，豌豆、虾仁各20克，红椒丁、芹菜粒各10克，盐少许

1.黑米、玉米粒、豌豆加适量水，倒入砂锅中，大火烧开；
2.放入虾仁，调入少许盐，搅拌均匀，快熟时，撒上红椒丁、芹菜粒即可。

功效：补五脏、补气血

鲫鱼豆腐汤

鲫鱼、豆腐各150克，姜丝、调味品各适量

1.鲫鱼去鳞、内脏，清洗干净，豆腐切块；
2.锅置火上，倒油烧热，入鲫鱼、姜丝，烹入少许料酒，小火慢煎鲫鱼至两面微黄，加水；
3.放入豆腐块，大火烧开后，改小火慢炖，直到鱼熟汤白，调入少许盐。

功效：调节血脂水平

01 掐按内关穴

位置：前臂掌侧，腕横纹上 2 寸，掌长肌腱与桡侧腕屈肌腱之间。

按摩手法：用拇指指尖掐按内关穴 2~3 分钟，以有酸胀、微痛感为宜。每天 2 次。

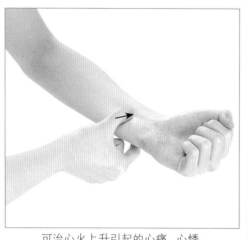

可治心火上升引起的心痛、心悸。

02 按摩曲泽穴

位置：在肘前区，肘横纹上，肱二头肌腱的尺侧缘凹陷中。

按摩手法：用拇指指尖掐按曲泽穴 2~3 分钟，以有酸胀、微痛感为宜。每天 2 次。

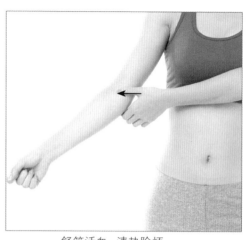

舒筋活血、清热除烦。

03 吃点番茄，保持血管弹性

番茄中所含的维生素 C、芦丁、番茄红素及果酸，可降低血胆固醇，预防动脉粥样硬化及冠心病。另外番茄还含有大量的钾等碱性矿物质，能促进血中钠盐的排出，有降压、利尿、消肿作用，对高血压、肾脏病有良好的辅助治疗作用。

推荐吃法：鸡蛋打成蛋液；番茄洗净，去蒂切块备用。锅中倒入油，倒入蛋液炒散盛出，随后倒入番茄块翻炒，加入白糖、盐调味，继续炒匀后，再次倒入鸡蛋炒匀熄火即可。

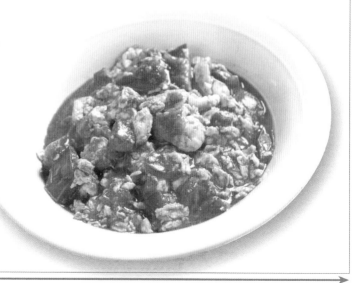

04 三款西洋参茶降血脂，抗氧化

• 保护心血管系统

常服西洋参可以抗心律失常，抗心肌缺血。冠心病患者症状表现为气阴两虚、心慌气短的，可长期服用西洋参。

• 提高免疫力

西洋参作为补气保健首选药材，可以促进血清蛋白合成、骨髓蛋白合成、器官蛋白合成等，提高机体免疫力，抑制癌细胞生长，有效抵抗癌症。

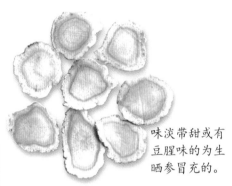

味淡带甜或有豆腥味的为生晒参冒充的。

西洋参的选购：西洋参以条匀、质硬、体轻、表面横纹紧密、气清香、味浓者为佳。一般又以野生者为上品，栽培者次之。

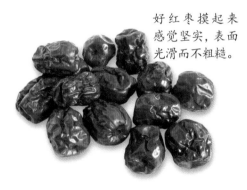

好红枣摸起来感觉坚实，表面光滑而不粗糙。

红枣中含有丰富的维生素 C、维生素 P，对健全毛细血管、维持血管壁弹性、抗动脉粥样硬化很有益，所以，红枣可以防治心脑血管病。

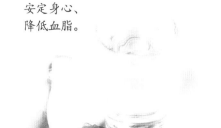

安定身心、降低血脂。

西洋参茶

西洋参 5 克。西洋参切成片，开水浸泡，代茶饮。

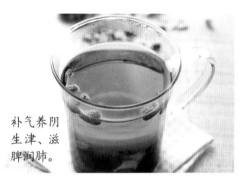

补气养阴、生津、滋脾润肺。

黄芪洋参枸杞子茶

黄芪、黄精、枸杞子各 10 克，西洋参 5 克。将上述材料一起放入带盖的杯中，开水冲泡，闷几分钟即可。

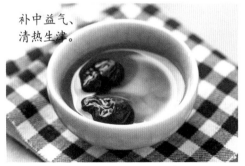

补中益气、清热生津。

西洋参红枣茶

西洋参 20 克，红枣 5 枚，加水适量，加水炖煮，每天早晨空腹和晚上临睡前服用。

心力衰竭

慎! 心力衰竭患者忌吃

1. 含钙量高，降低药效	**2.** 强刺激性、引起胀气	**3.** 高胆固醇、难消化
	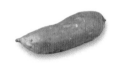	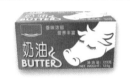
虾	**红薯**	**奶油**
*含有大量的钙，心力衰竭患者服用的药物药效会被钙降低	*膳食纤维含量高，食用后会产生大量气体，引起腹胀、腹痛	*食用后导致脂质在血管壁沉积，引发动脉粥样硬化，诱发心力衰竭
关键词：降低药效	关键词：引起胀气	关键词：高胆固醇
	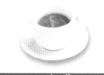	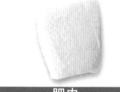
木耳	**咖啡**	**肥肉**
*含钙量高，心力衰竭患者服药期间不宜食用	*刺激中枢神经、心脏和呼吸系统，易诱发顽固性心力衰竭	*高热量食物，食用后会加重病情，且会诱发高脂血症和动脉粥样硬化
关键词：降低药效	关键词：强刺激性	关键词：高热量
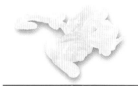	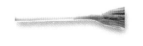	
海蜇	**葱**	**大豆**
*含有较多钙和钠，会影响心力衰竭患者治疗效果	*较强刺激，心力衰竭患者食用后会引起心脏的无规律搏动	*含有较多胀气因子，多食易导致腹胀、不消化
关键词：降低药效	关键词：强刺激性	关键词：难消化

心力衰竭患者宜吃 （荐！）

1.优质蛋白，改善体质

2.含矿物质，改善血液循环

3.低脂低糖

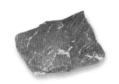

猪瘦肉

* 含有优质蛋白，在体内分解产生人体所需的氨基酸，为心力衰竭患者提供营养

关键词：丰富的营养

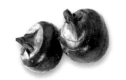

荸荠

* 可调节人体新陈代谢，对多种细菌有抑制作用，可防止心力衰竭患者感染其他疾病

关键词：调节新陈代谢

百合

* 有养心安神、滋阴润肺的作用，对心律失常和呼吸困难的急性心力衰竭患者有疗效

关键词：养心润肺

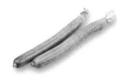

丝瓜

* 营养丰富，可通经络、行血脉，防止心脏静脉血液淤积

关键词：通经活血

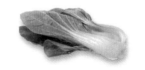

油菜

* 能保持血管弹性，促进回心血从心脏排出

关键词：保护血管

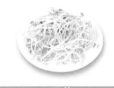

豆芽

* 能清除血管壁上堆积的胆固醇和脂肪，防止因血管病变引发心力衰竭

关键词：降脂

猕猴桃

* 含有多种维生素和矿物质，能减少心力衰竭的发生，还能强化心脏功能

关键词：改善体质

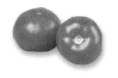

番茄

* 增强血管功能，预防血管老化，维持心脏回心血的有效循环

关键词：改善血液循环

西蓝花

* 含有黄酮类物质，可辅助治疗心脑血管病，还能抑菌、防感染

关键词：抗菌消炎

心力衰竭一日食谱

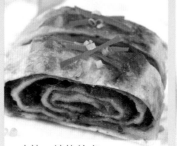

功效：健体补虚

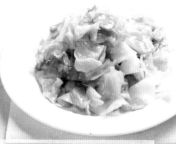

功效：健胃消食、抗氧化

心力衰竭应限制盐的摄取，并多吃含钾元素的蔬菜和水果，防治低钾症。根据自身病情控制水分摄入，并采取低热量、低蛋白质供给。

牛肉饼

面粉 400 克，牛肉 200 克，白菜 260 克，葱 110 克，花生油、盐各适量

1. 面粉用凉水和匀，擀成直径 6 厘米的皮；
2. 先将牛肉、白菜、葱剁碎，加盐、少许花生油拌匀，舀 2.5 大匙，包入皮中，捏成馅饼；
3. 平底锅以大火烧热，倒入适量的花生油，煎成两面金黄。

醋熘圆白菜

圆白菜 300 克，油、醋、盐、花椒各适量

1. 圆白菜洗净，切片；
2. 锅置火上，倒油烧热，放入花椒爆香，关火，拣出花椒，重新起火烧热油；
3. 放入圆白菜片、醋快速翻炒，炒至圆白菜变软后，调入盐，翻匀即可。

用餐时间参考

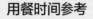

早餐 7~8 点
猪肉茴香包
醋熘圆白菜
芋头燕麦粥

加餐 10 点
香蕉

午餐 12 点
牛肉饼 凉拌菠菜
鲫鱼丝瓜汤 洋葱金枪鱼

加餐 15 点
牛奶

晚餐 18 点
蒜香粥 香煎三文鱼
萝卜鲤鱼汤

健康主食

猪肉茴香包

中筋面粉 3 杯，水 1.5 杯，酵母 5 克，猪肉馅适量

1. 加酵母和面，将面团揉匀，分成 6 份；将面团擀成面皮，包好馅儿；
2. 笼屉放上半干的笼布，放入包好的包子；
3. 小半锅水烧开，放上笼屉，大火蒸 13 分钟。

功效：行气止痛、健胃散寒

清新素食

凉拌菠菜

菠菜 250 克，橄榄油 10 克，蒜末、调味品各适量

1. 菠菜入沸水中焯 30 秒，过凉水，挤干水分，切成段，撒上盐、蒜末；
2. 锅置火上，倒橄榄油烧热，放入花椒爆香，拣出花椒，倒入菠菜段，淋上少许醋，拌匀。

功效：促进肠道蠕动、补铁补血

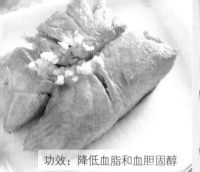

功效：降低血脂和血胆固醇

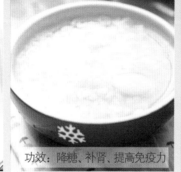

功效：降糖、补肾、提高免疫力

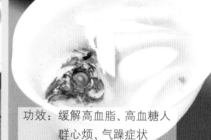

功效：缓解高血脂、高血糖人群心烦、气躁症状

香煎三文鱼

三文鱼 150 克，柠檬汁少许，葱段、姜片、蒜末、油、调味品各适量

1. 三文鱼用葱段、姜片、盐腌制 20~30 分钟；
2. 锅置火上，倒油烧热，放三文鱼，小火慢煎，至一面金黄时，翻面；
3. 煎至两面金黄，且鱼肉熟透，盛出后，淋少许柠檬汁，撒上蒜末即可。

蒜香粥

蒜 2 瓣，大米 50 克

1. 大米淘洗干净，蒜洗净；
2. 大米入锅，加水，大火烧开；
3. 放入蒜，转小火熬煮成粥即可。

鲫鱼丝瓜汤

鲫鱼、丝瓜各 150 克，葱、姜、油、调味品各适量

1. 鲫鱼去鳞、内脏，洗净，丝瓜去皮，洗净，切片，葱、姜切丝；
2. 锅置火上，倒油烧热，入鲫鱼、姜丝，小火慢煎，煎至鲫鱼表皮微黄，加适量水，入丝瓜片、葱丝，烹入料酒大火烧开，转小火煮至鱼熟汤白；
3. 出锅前，调入盐即可。

低热荤菜

养生粥品

美味汤饮

洋葱金枪鱼

洋葱 100 克，金枪鱼 150 克，豆苗 50 克，油、调味品各适量

1. 洋葱去皮，洗净，切丝，金枪鱼肉切丝，豆苗去根，洗净；
2. 锅中倒油加热，放入金枪鱼丝、洋葱丝翻炒；
3. 加少许酱油、豆瓣酱，下豆苗，翻炒至熟即可。

功效：刺激食欲、帮助消化

芋头燕麦粥

燕麦片、芋头各 80 克

1. 芋头洗净，去皮，切成丁；
2. 锅中加适量水烧开，放入燕麦片、芋头丁，煮至芋头熟烂即可。

功效：降脂、降压

萝卜鲤鱼汤

鲤鱼 150 克，萝卜 100 克，油、姜、葱、调味品各适量

1. 锅置火上，倒油烧热，放鲤鱼、姜片，小火慢煎，至鲤鱼表面微黄，倒入适量水，加萝卜、料酒、葱、姜，大火煮开后，改小火煲；
2. 煲至鱼、萝卜熟，拣去葱、姜，用盐调味即成。

功效：健脾补肾、去脂、降压

01 按摩太阳穴

位置：在头部，眉梢与目外眦之间，向后约 1 横指的凹陷中。

按摩手法：双手拇指按揉双侧的太阳穴，旋转按揉 32 圈，力度适中。

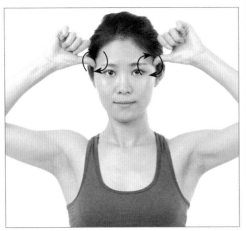

切忌用力按太阳穴，否则会导致头痛。

02 按摩膻中穴

位置：在胸部，横平第 4 肋间隙，前正中线上。

按摩手法：用指腹按揉膻中穴 5~10 分钟，以有酸胀、微痛感为宜。

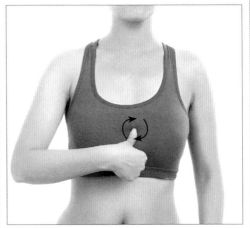

不可久按、重按。

03 常吃山药，健脾补气

山药中含有的皂苷、胆碱能够降低血液中的胆固醇和脂肪含量，对高血压和高脂血症等病症有很大帮助。山药富含黏液蛋白、维生素及微量元素，可有效阻止血脂在血管壁的沉淀，保持血管弹性，防止高脂血症、动脉粥样硬化等疾病。

推荐吃法：山药 50 克，大米 100 克，红枣 6 枚。山药切小丁，用水冲洗；大米洗净；红枣用水浸泡，去核。大米常法煮粥，八成熟时倒入山药丁和红枣，煮熟即可。

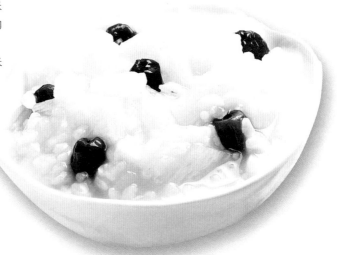

04 三款莲子食疗方补气补血

• 强心安神

莲子心，味道极苦，有清热泻火之功能，还有显著的强心作用，能扩张外周血管，降低血压。

• 抗癌

莲子善于补五脏不足，通利十二经脉气血，使气血畅而不腐，莲子所含氧化黄心树宁碱对鼻咽癌有抑制作用，这一切，构成了莲子的防癌抗癌的营养保健功能。

食用莲子时，清洗后不需要浸泡。

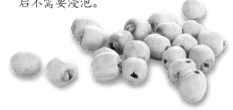

莲子的选购：上好的莲子皮色淡红，皮纹细致，粒大饱满，生吃微甜，一煮就酥，食之软糯清香。质量较差的莲子粒形瘦长，中心空间较大，生吃味淡，久煮不酥。

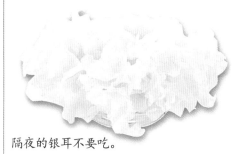

隔夜的银耳不要吃。

好银耳色泽鲜白带微黄，有光泽，朵大体轻疏松，肉质肥厚，坚韧而有弹性，蒂头无耳脚、黑点，无杂质。

安神养心、健脾和胃。

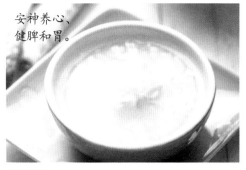

莲子粥

莲子加水在火上煮烂熟；将大米淘干净，放入锅中，加水煮成稀粥，粥熟后掺入莲子，搅匀，趁热服用。

促进血液循环、预防高血压。

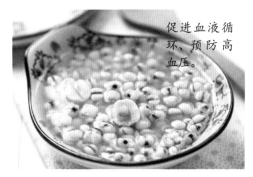

莲子薏米粥

莲子、薏米洗净用水泡 2 小时，将莲子浸泡后去掉莲心。将莲子、薏米倒入砂锅，同煮成粥即可。

滋养补虚、软化血管、降低血压。

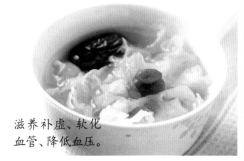

银耳莲子红枣汤

将砂锅加入适量的水，放入银耳和枸杞子、红枣、冰糖，大火烧开后把莲子加进锅里，至银耳的胶质煮出来，关火即可。

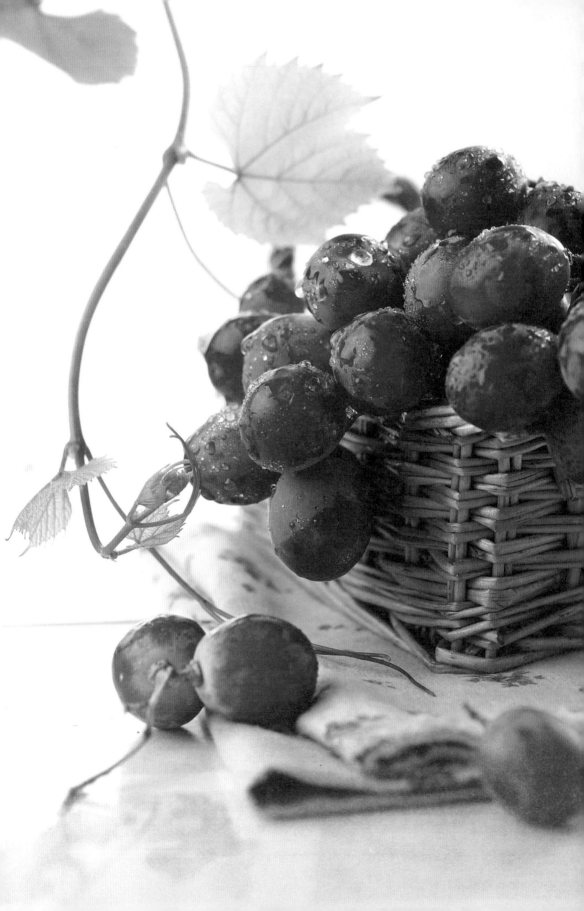

第五章

心脏术后患者的护理

　　得了心脑血管病本来就已经够烦心的了，如果再做个手术，各种各样的问题更令患者头痛。手术后应该怎么护理，会出现什么样的风险和并发症？应该做些什么才能够帮助恢复？不用着急，这一章，我们就一起来看看应该怎样进行术后护理。

心脏搭桥手术

伤口勤护理

手术后伤口处可能会出现轻微的发红、疼痛、肿胀现象，有时甚至会持续几个月。这属于正常现象，是伤口愈合的表现。但是，也需要经常检查伤口，一旦出现感染的迹象，就要及时去医院检查。

伤口处可以使用无菌生理盐水、蒸馏水来冲洗，或用碘附、医用酒精或者双氧水来进行消毒。伤口要用无菌纱布覆盖。术后下肢可能会出现水肿，可以通过穿弹力袜来缓解，并且在休息时可将下肢抬高，促进液体回流。

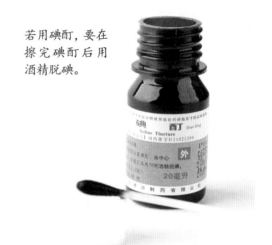

若用碘酊，要在擦完碘酊后用酒精脱碘。

饮食丰富科学

手术后我们的身体急需大量的营养物质来促进伤口的愈合，每天要保证摄入足量的水果和蔬菜，多吃富含优质蛋白质的食物，如鱼类、蛋类、牛奶等。

尽量不要吃含有过多饱和脂肪酸的食物，如油炸食品、动物油、奶油等，尽量用含不饱和脂肪酸的食物，如玉米油、橄榄油、葵花子油等来代替。

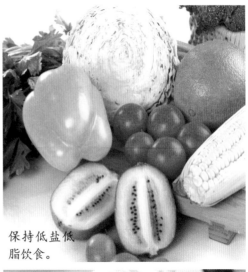

保持低盐低脂饮食。

少量饮红酒

手术后最好不要饮酒，若有需求，根据身体状况，每天可以饮用不超过50毫升的红酒。因为葡萄酒中含有多种氨基酸、矿物质和维生素等营养成分，能直接被人体吸收。还能维持和调节人体的生理机能，尤其对身体虚弱、睡眠障碍者及老年人的效果更好。

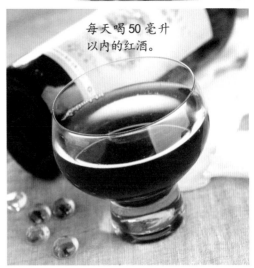

每天喝50毫升以内的红酒。

多多休息

手术后的 4~6 周为身体的恢复期，在此期间每天要保证 8~10 小时睡眠，帮助身体早日恢复健康。所有活动应该在保证充足睡眠的前提下进行，活动量以感觉不劳累为宜。

适时适量活动

出院后可在早晚天气好时外出散步 10 分钟，数天后可以逐步提高速度，并延长距离。在增加运动量过程中，如有轻微头痛、疲劳、出汗、全身酸痛等症状是正常现象。

如果在活动过程中发生心绞痛，应立即在舌下含服硝酸甘油。如果仍不能缓解，或者伴有气急、大汗、疼痛等情况超过 15 分钟，应及时到医院就诊。夏天锻炼时宜选择早晨或傍晚天气凉爽时，冬天可选择在温暖的午后。

爬楼梯是一项中、重度体力活动，家住楼上的患者，可以自行缓慢爬楼梯。以后可改为做一些轻松的家务，如打扫卫生、做饭、洗菜等。要避免抬举重物，如搬家具。术后 4~6 周内避免牵拉胸部的动作，包括抱小孩、推移重物、开车等。

关注记忆力和视力变化

手术后可能出现暂时的记忆力下降、注意力不集中等情况，但并不多见，通常在几周内就可以恢复正常。术后也可能出现轻微的视力改变，一般半年后就能恢复至术前视力。

注意心理的负面影响

手术不仅对身体创伤较大，而且对精神心理也有较大的负面影响，不少患者会出现情绪抑郁。如果出现睡眠障碍、乏力、嗜睡、冷漠等症状及绝望和自杀倾向，这些都可能是抑郁症的表现，应当及时做正规的心理咨询。

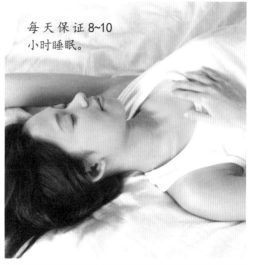

每天保证 8~10 小时睡眠。

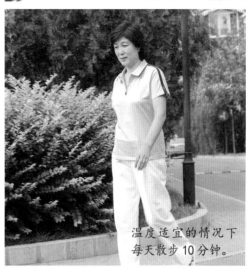

温度适宜的情况下每天散步 10 分钟。

心脏支架手术

坚持服药，注意自我观察

心脏支架手术后，患者常常要服用很多药物。若发生皮肤或者胃肠道出血、疲乏无力等症状，应带上手术的相关资料和服用药物的相关资料尽快去医院就诊。心脏支架术后患者接受其他治疗，若需要停用服用的药物，需要与心脏科的主治医生商议后决定。

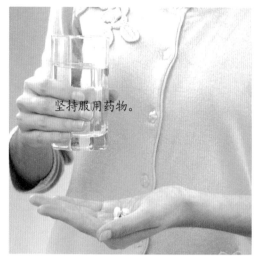
坚持服用药物。

要定期检查

一般来讲，心脏支架术后第 1 年是再狭窄的高发期，所以要按时复查。术后半年、1 年需要进行冠状动脉造影复查，每 3 个月进行心电图、超声心动图、血液检查。出现身体不适时，应该及时去医院就诊。

血液检查一般包括血糖、血脂、血黏稠度等，复查时还要测量血压。如果这四项指标不能保持在较好且稳定的水平，患者复发的危险性就明显增加。原有高血压、糖尿病和脑血管病的患者，更要重视原发病的治疗以及定期检查。即使没有原发病，也要每 2~3 个月复查 1 次，若指标高于正常范围，就要积极采取治疗措施。

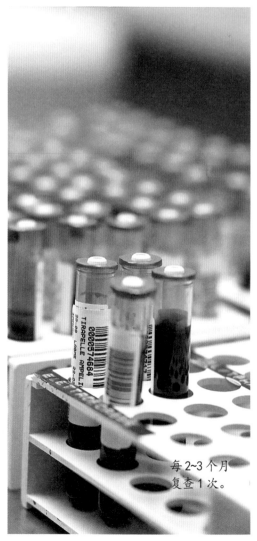
每 2~3 个月
复查 1 次。

做到心理健康

调整情绪，清醒地认识到自己的病情，学会控制自己的情绪，不能有特别大的情绪波动，不要过喜过悲。强烈的刺激，会引起血管的痉挛和收缩。要开阔心胸，保持一个好心情。

做好保暖，防止感冒

尽量注意不要感冒，感冒吃药的问题不是很大，主要是感冒可能会引起心脏发病。

服用抗血小板聚集或防动脉粥样硬化药物

阿司匹林可抑制血小板聚集，同时具有抗炎、抗氧化作用，有助于动脉粥样硬化的防治。他汀类药物除了可降低血胆固醇，还可升高高密度脂蛋白。具有稳定冠状动脉粥样硬化斑块、抗炎、保护血管内皮的作用，可减少心血管事件的发生。

控制体重

体重的控制不仅有利于降低血脂，控制高血压，还可以减轻心脏负担，从而防止冠心病复发。

适当运动

冠状动脉介入治疗之后，患者不要整天卧床、静坐，而应在医生指导下适当运动。规律性运动有助于保持冠状动脉管腔通畅，促进缺血区心肌侧支血管形成。一般来说，术后活动水平应根据术前的身体状况、活动习惯、手术后的心脏情况和所处的环境而定，提倡有氧运动，如散步、做保健操、打太极拳等。需要强调的是运动必须适当，需听取医生的建议。

科学饮食

在接受冠状动脉搭桥手术后的恢复期，通常需要增加热量、优质蛋白质以及维生素的摄入，以尽快康复。但在这以后，对冠心病患者而言，膳食治疗即控制高脂血症则是一项长期的任务。因为冠状动脉搭桥手术只是治疗了冠状动脉堵塞造成的心肌缺血，而不是针对冠心病病因的治疗。因此，在饮食方面，注意控制高脂血症的发生是预防和减缓冠状动脉术后再堵塞的重要措施之一。

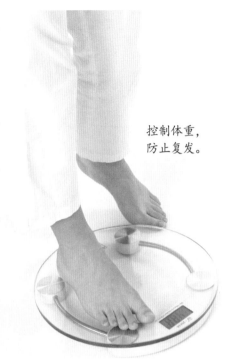

控制体重，防止复发。

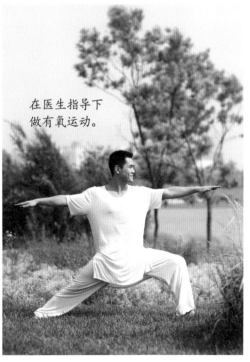

在医生指导下做有氧运动。

瓣膜置换手术

术后3个月内充分休息

　　一般情况下，"换瓣"手术后1周，患者即可出院。回家以后，患者一般需休养3~6个月。术后3个月内是恢复手术创伤、稳定各系统和器官功能的重要阶段，患者在此期间应充分休息，避免感冒。生活要有规律，不宜过度疲劳和过度兴奋。可适当活动（如散步、做少许家务等），但若在活动中有心慌、气短等不适，应立即休息，并适当减少活动量。

　　一般来说，患者在术后2周即可淋浴。洗澡时应注意避免受凉，也不要搓擦伤口。洗澡后应用消毒药水清洁伤口。若发现切口有渗液、红肿等异常情况，应立即去医院就诊。由于胸骨的愈合时间一般为3个月左右，故患者在术后3个月内应避免扩胸运动，不要提重物或抱小孩，也不要开车。

切口敷料不要频繁更换

　　切口敷料频繁更换，会影响切口愈合。敷料在医生认可的情况下可尽早拿掉，引流管口的纱布可以晚些去除。有些患者的切口会有一些淡黄色的渗出液，这属于正常现象，不用担心。但有些患者胸部切口因为营养不良而愈合缓慢，需要经常换药，甚至到手术室清创。对于这些患者可以使用红外线灯照射切口。

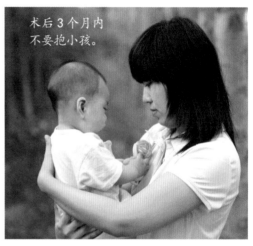

术后3个月内不要抱小孩。

饮食清淡，戒烟戒酒

　　出院后，患者可根据个人的饮食习惯逐步恢复正常饮食，适当加强营养，以促进切口愈合。当然，"加强营养"并不代表天天吃山珍海味或狂吃补品，而是要多吃有营养、易消化的食品，如鱼、鸡蛋、水果和新鲜蔬菜等。为避免加重心脏负担，患者不要吃太咸的食物，绝对不能酗酒和吸烟。心功能较差的患者还应限制饮水量，不要进食大量稀饭和汤类。

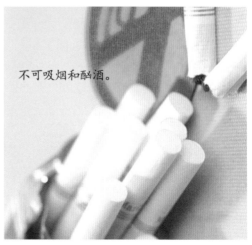

不可吸烟和酗酒。

遵从医嘱，不擅自停药

由于大多数"换瓣"患者都存在一定程度的心功能损害，而手术对其脆弱的心脏而言，无疑是一次沉重"打击"。为保护和改善心功能，患者在术后不能骤然停药，应严格按照医嘱服药。同时，患者还应密切留意自己的尿量变化，观察是否有下肢水肿或感觉四肢沉重。还要监测自己的脉搏，若脉搏小于每分钟60次，应暂停服用地高辛，并去医院就诊。一般来说，患者在术后需服药3个月，以后可根据复查情况在医生指导下逐渐减少药量。停药前，患者一定要去医院复查，绝不能擅自停药。

定期去医院复诊

"换瓣"术后，患者应定期去医院复查，以便医生及时了解恢复情况，调整治疗方案。需要提醒的是，患者在出院后一定要保管好出院总结。复查时，患者应带好出院总结和各项检查报告，如 X 线胸片、心电图、化验单等，并向医生详细介绍自己的恢复情况，如目前的活动量如何（能爬几层楼，能行走几千米路等），能从事什么样的工作和体力活动，平时有什么不适症状，饮食情况如何，每日尿量多少，最近是否去医院检查及检查情况，目前在吃什么药，用量和服用方法怎样等，以便医生全面评估现阶段病情，指导下一步治疗。一般来说，术后半年、1 年及以后每年，患者都需要复查超声心动图，以便了解心功能恢复程度和人工瓣膜的功能状况。

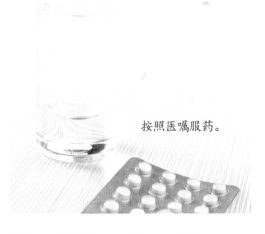

按照医嘱服药。

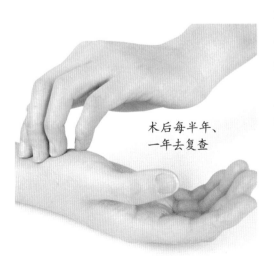

术后每半年、
一年去复查

警惕病情加重的 8 个信号

我国是风湿性心脏病高发国家之一。风湿性心脏病最常累及心脏瓣膜，会损害心脏功能。一旦确诊为心脏瓣膜病，患者应尽可能在心功能尚未受到严重损害前进行手术治疗。

瓣膜置换手术后应特别留意的 8 点

1. 身体任何部位的感染。
2. 不明原因发热。
3. 突然发生的呼吸急促，明显的心慌，气短，或咳泡沫血痰。
4. 体重突然增加，水肿或脚踝肿胀。
5. 有皮下出血、血尿等出血症状。
6. 巩膜及皮肤黄染。
7. 发生新的心律失常。
8. 突发面部麻木，暂时失明或单眼视力丧失，一侧肢体麻木、运动障碍，突然晕厥，肢体疼痛、发绀、苍白等。

心脏移植手术

身体护理

由于大剂量激素的应用，掩盖了机体对感染的正常反应，败血症的早期症状常很轻微，易被忽视。应随时注意有无寒颤、心率过快、呼吸急速等症状。如有发热感染的可能，应立即做血培养。对低热也要高度重视，反复测试，必要时可测肛温与口温作对比，以仔细寻找发热的原因。积极找出血压升高的原因，控制高血压。血压升高是排斥反应常见现象之一。

积极预防感染

因为术后患者均需要进行免疫抑制治疗，非常容易发生感染，因此术前发现潜在的感染灶并积极治疗具有非常重要的意义。术后服用免疫抑制剂和激素会导致机体抵抗力降低，口腔内极易引起溃疡和细菌生长，因此，口腔护理非常重要。术前 2 日可用硼砂溶液漱口，术后常规口腔护理每日 2 次。每次服药和进食前后都要漱口。

在进行皮肤护理时，要检查皮肤有无毛囊炎、皮损，给予对症处理。有导尿管者对尿道口、会阴部加强护理，勤换衣裤，保持会阴部清洁干燥，以免发生感染。

饮食护理

术后饮食量应根据病情逐步增加，每天需提供一定的热量，长期使用激素时热量消耗大、食欲强，但消化功能差，应给予高蛋白、高碳水化合物、多种维生素、低脂肪饮食，特别是心、肾移植患者的饮食要少盐。术后患者的饮食应该从流质逐步过渡到固体食物。鼓励患者多食用含钾丰富的食物，如香蕉、葡萄等。切忌

大量食用促进提升免疫力的食物和滋补品，如人参、蜂王浆等。

术后也需要控制患者液体的摄入量，不可随意大量饮水，否则会加重心脏负担，影响患者的恢复。

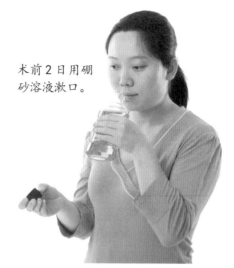

术前 2 日用硼砂溶液漱口。

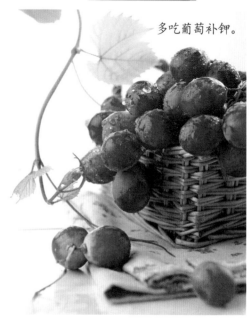

多吃葡萄补钾。

术后主动咳嗽排痰

手术后，气管、支气管和肺泡内会有痰。如果不能及时排除，会影响肺部的气体交换，造成患者缺氧或二氧化碳潴留。所以及时、彻底地排痰很重要。排痰有三个措施，一是有效地咳嗽，二是体疗(翻身和拍背)，三是雾化吸入。患者刚刚接受手术，伤口比较疼，咳嗽和体疗会加重疼痛。这时可以使用弹力肋骨固定带，系在胸部，尽量靠近腋下，不要系在腹部。系得稍微紧一些效果更好。

手术中被纵行锯开的胸骨是被不锈钢丝固定的。骨质疏松、剧烈咳嗽等因素可能导致钢丝将胸骨拉断，用肋骨固定带可以避免这种情况的发生。另外，患者术后积极下床活动，可以明显改善肺部功能，避免呼吸系统并发症的发生。伤口疼痛是在所难免的，必要时可以服用止痛药物。

积极排便

手术前禁食，手术后吃得少，活动少，导致有些患者术后几天不排便。大便在结肠中保留时间过长，其中的水分会被肠壁吸收，大便变干，导致排便困难。所以，手术后应该每天积极排便。患者可以增加水果、蔬菜的摄入量(糖尿病患者就只能多吃些黄瓜、番茄了)，多食用富含膳食纤维的食物。必要时可以服用通便药物或使用开塞露。

适量运动帮助肌肉恢复

进行心脏移植的患者在移植前就会因为心力衰竭而限制活动，甚至卧床不起数周或数月，肌肉已经有了不同程度的萎缩。为了使肌肉萎缩尽可能减轻或尽快恢复，要制定详细的术后康复计划，拔除气管插管后，要在医生的指导下做深呼吸、有效咳嗽等物理治疗。

术后 24 小时内，家人可以为患者进行被动肌肉锻炼，活动四肢。24 小时后可以卧床做些轻微的活动，术后 3 天可以在家人帮助下下床站立，缓行散步，每天 2~3 次。1 周以后在室内散步，逐渐让患者进行自我生活料理和增加活动量。

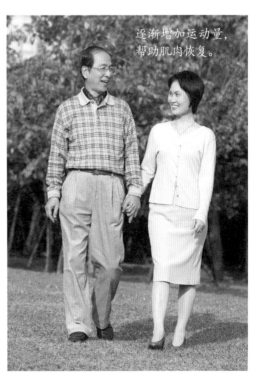

逐渐增加运动量，帮助肌肉恢复。

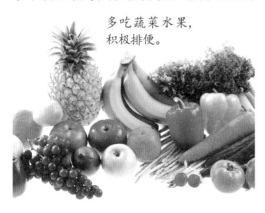

多吃蔬菜水果，积极排便。

附录　看懂检查报告单

血脂四项

血脂四项是指：总胆固醇（TC）、甘油三酯（TG）、高密度脂蛋白胆固醇（HDL-C）和低密度脂蛋白胆固醇（LDL-C）

项目	意义
总胆固醇（TC）	除了可以作为高胆固醇血症的诊断指标外，不作为其他任何疾病的诊断指标。对于动脉粥样硬化和冠心病而言，总胆固醇是一个明确的危险因子，与冠心病的发病率呈正相关，此外也和肾病综合征及严重糖尿病等疾病相关
甘油三酯（TG）	来自脂类及碳水化合物（米饭、面包等谷类），当数值偏高，则易患动脉粥样硬化、心肌梗死、肥胖症、脂肪肝等疾病
高密度脂蛋白胆固醇（HDL-C）	是抗动脉粥样硬化的脂蛋白，是一种保护因子
低密度脂蛋白胆固醇（LDL-C）	是血脂中致动脉粥样硬化和促进动脉粥样硬化发生发展的主要危险因素

血压检查

测量血压可以判断血压水平、有无高血压或低血压。高血压是心脑血管病的危险因素之一。血压过高或波动过大，容易发生心脑血管意外。

眼底检查

眼底的视网膜血管是人体中唯一可见的血管，许多疾病可以从眼底反映出来，医生常把它当作了解其他脏器血管情况的窗口。如高血压患者眼底可见视网膜动脉硬化，糖尿病患者眼底可见毛细血管瘤、小的出血点和渗血，这在一定程度上反映了全身的血管改变情况。医生可据此分析、判断疾病的严重程度。患有高血压、冠心病、糖尿病的患者，可通过查眼底观察动脉是否硬化。

空腹血糖

空腹血糖是诊断糖代谢紊乱的最常用和最重要指标，也是筛查糖尿病的基本方法。通过检测血糖，可以评估有无糖尿病，是否低血糖以及糖尿病患者空腹血糖控制是否达标。

载脂蛋白 A1

在高密度脂蛋白组成中蛋白质占 50%，蛋白质中载脂蛋白 A1 占 65%~70%，其他脂蛋白中载脂蛋白 A1 极少，所以血清载脂蛋白 A1 可以代表高密度脂蛋白水平，并与高密度脂蛋白胆固醇呈明显正相关。但高密度脂蛋白是一系列颗粒大小与组成不均一的脂蛋白。

病理状态下高密度脂蛋白脂类与组成往往发生变化。载脂蛋白 A1 的升降不一定与高密度脂蛋白胆固醇成正比。同时测定载脂蛋白 A1 与高密度脂蛋白胆固醇对病理生理状态的分析更有帮助。

冠心病、脑血管病患者载脂蛋白 A1 偏低，家族性高胆固醇血症患者高密度脂蛋白胆固醇往往偏低，但载脂蛋白 A1 不一定低，不增加冠心病危险。家族性混合型高脂血症患者，载脂蛋白 A1 与高密度脂蛋白胆固醇都会轻度下降，冠心病危险性高。

载脂蛋白 B

不论男女载脂蛋白 B 随年龄增长而增加，但 70 岁以后不再上升或开始下降。中青年人平均 0.8~0.9 克 / 升，老年人平均 0.95~1.05 克 / 升。

正常情况下，每一个低密度脂蛋白、中间密度脂蛋白、极低密度脂蛋白、血清蛋白颗粒中均含有载脂蛋白 B，因低密度脂蛋白颗粒居多，大约 90% 的载脂蛋白 B 分布在低密度脂蛋白中，故血清载脂蛋白 B 主要代表低密度脂蛋白水平，与低密度脂蛋白胆固醇成正相关。

在临床中，高载脂蛋白 B 是冠心病的危险因素。载脂蛋白 B 是各项血脂指标中较好的动脉粥样硬化标志物，降低载脂蛋白 B 可以促进动脉粥样硬化斑块的消退，减少冠心病发病。

C- 反应蛋白

C- 反应蛋白是肝脏合成的非特异性炎性标志物，是心血管事件最强有力的预测因子之一。C- 反应蛋白升高是心血管病的潜在危险因素。C- 反应蛋白升高还常见于细菌感染所致的全身炎性反应综合征。

除此之外，与心脑血管相关的检查还有同型半胱氨酸、超声心电图、经颅多普勒、颈动脉彩超、心电图检查、血液生化检查、心肌酶谱等。

心脑血管病
急救方法

指掐内关穴
5~10 分钟。

急性心肌梗死

此时家人必须让患者绝对卧床
休息,避免加重心脏的负担,有条件的
给予鼻导管吸氧 2~4 升 / 分钟,可先服阿
司匹林、硝酸甘油等急救药物,同时呼叫救护
车急救。切忌乘公共汽车或扶患者步行去医院,
以防心肌梗死的范围扩大,甚至发生心搏骤停,
危及生命。
急性心肌梗死往往会发生心搏骤停的险情,
家人应掌握家庭常用的心肺复苏救治方
法来赢得时间,以等待医生赶来
救治。

心绞痛

让患者立即停止一切活动,
坐下或卧床休息。含服硝酸甘油
片 1~2 分钟,即能止痛,且持续作用半
小时;或含服硝酸异山梨酯(消心痛)一
两片,5 分钟奏效,持续作用 2 小时;也可
将亚硝酸异戊酯放在手帕内压碎闻一闻,
10~15 秒即可奏效。
若当时无解救药,指掐内关穴或压迫
手臂酸痛部位,也可起到急救
作用。

孕妇哺乳期
妇女慎用。

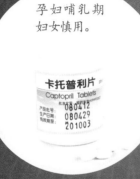

卡托普利片
Captopril Tablets
产品批号: 080412
生产日期: 080429
有效期至: 201003

高血压危象

此刻患者应卧床休息,对意识模
糊的患者要给予吸氧,并立即采取降
压措施。可选用卡托普利、复方降压片
等口服,还可加服利尿剂,逐渐将血压降至
160/100 毫米汞柱水平。若合并有冠心病、
心功能不全者可服硝酸甘油片。症状仍未
缓解时,需及时呼叫救护车护送患者到
附近医院急诊治疗,同时进一步查清
高血压危象的病因和诱因,防止
复发。

脑出血

此时要让患者完全卧床，头部稍垫高，保持平卧，保持呼吸道通畅。如患者有呕吐现象，应把患者头偏向一侧，及时清理口鼻腔内的分泌物及呕吐物，防止呕吐物进入气管。当呼吸道阻塞时，应立即清理呼吸道；当出现呼吸骤停时，应立即做人工呼吸，可以给予吸氧。转运过程中要避免震动，因早期搬动可加重患者出血，需引起家人的注意。

如有呕吐现象，及时清理口鼻腔。

急救
First aid

急性左心衰竭

首先要准确判断患者的呼吸困难是急性左心衰竭的心源性哮喘还是支气管哮喘。急性左心衰竭的"喘"常在睡眠中突然发生，平卧时"喘"明显加剧，坐位时"喘"减轻；而支气管哮喘的加重和缓解，与体位改变的关系不明显。如肯定为急性左心衰竭的"喘"，不能使用哮喘患者常用的各种喘气雾剂，也不宜口服沙丁胺醇等平喘药，这些药物只能加重左心衰竭，甚至可导致患者猝死。可舌下含服硝酸甘油、硝酸异山梨酯（消心痛）及卡托普利等药物。让患者采取坐位，可坐在床边或椅子上，双腿自然下垂或踩在小板凳上，上身前倾。这种姿势能有效地减轻心脏的负担；同时横膈下降，使肺活量增加，呼吸困难有所缓解。家属应尽力安慰患者，消除其紧张情绪。

家中如有吸氧条件可立即给患者吸氧，氧气最好能经过湿化瓶再入鼻腔，若将湿化瓶中的水倒出 30%~40%，然后加入等量的酒精，其效果会更佳。

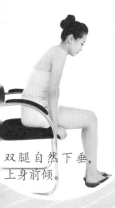

双腿自然下垂，上身前倾。

图书在版编目 (CIP) 数据

心脑血管病饮食宜忌 / 杨长春 , 杨贵荣主编 . -- 南京 : 江苏凤凰科学技术出版社，2017.1（2017.6 重印）

（汉竹•健康爱家系列）

ISBN 978-7-5537-7191-5

Ⅰ . ①心… Ⅱ . ①杨… ②杨… Ⅲ . ①心脏血管疾病 －食物疗法②脑血管疾病－食物疗法 Ⅳ . ① R247.1

中国版本图书馆 CIP 数据核字 (2016) 第 217496 号

中国健康生活图书实力品牌

心脑血管病饮食宜忌

主　　　编	杨长春　杨贵荣	
编　　著	汉　竹	
责 任 编 辑	刘玉锋　张晓凤	
特 邀 编 辑	王　燕　高　原　段亚珍	
责 任 校 对	郝慧华	
责 任 监 制	曹叶平　方　晨	

出 版 发 行	江苏凤凰科学技术出版社
出版社地址	南京市湖南路 1 号 A 楼，邮编：210009
出版社网址	http://www.pspress.cn
印　　　刷	北京博海升彩色印刷有限公司

开　　本	720 mm×1 000 mm　1/16
印　　张	14
字　　数	100 000
版　　次	2017 年 1 月第 1 版
印　　次	2017 年 6 月第 2 次印刷

标 准 书 号	ISBN 978-7-5537-7191-5
定　　价	39.80 元

图书如有印装质量问题，可向我社出版科调换。